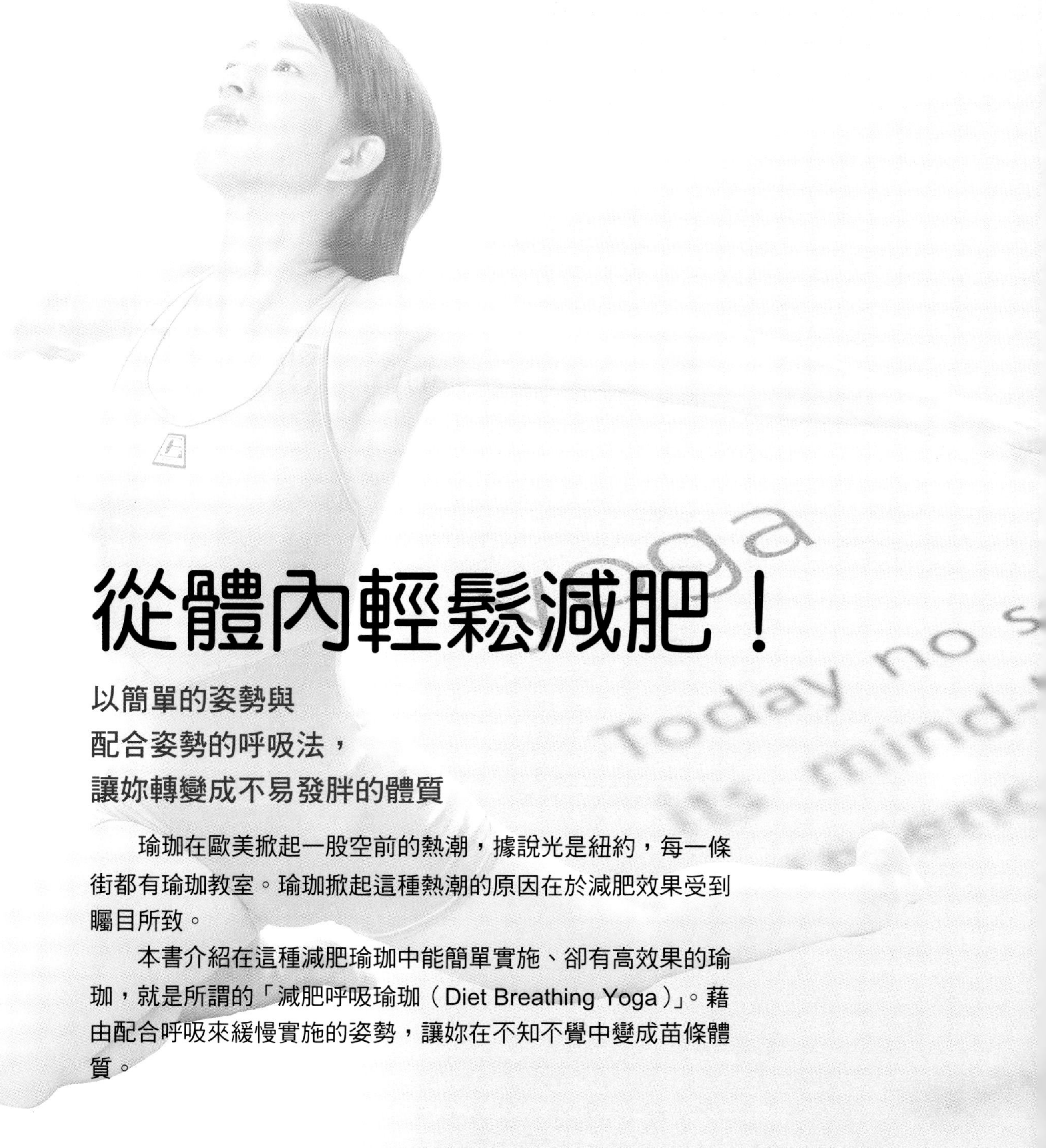

從體內輕鬆減肥！

以簡單的姿勢與
配合姿勢的呼吸法，
讓妳轉變成不易發胖的體質

　　瑜珈在歐美掀起一股空前的熱潮，據說光是紐約，每一條街都有瑜珈教室。瑜珈掀起這種熱潮的原因在於減肥效果受到矚目所致。

　　本書介紹在這種減肥瑜珈中能簡單實施、卻有高效果的瑜珈，就是所謂的「減肥呼吸瑜珈（Diet Breathing Yoga）」。藉由配合呼吸來緩慢實施的姿勢，讓妳在不知不覺中變成苗條體質。

目錄

以超簡單的姿勢從體內來減肥

瘦身瑜珈

ing Yoga

Diet Breat

「我們做瑜珈後就如此瘦下來」

有關瑜珈的「各種Q&A」

為何如此簡單的瑜珈就能減肥呢？

使內臟、骨盆、荷爾蒙均衡，變成不發胖體質

使細胞活性化塑造不發胖的體質

為何瑜珈能使人瘦下來呢？一言以蔽之，**瑜珈能使全身的細胞活性化**所致。

那麼，細胞活性化就能瘦下來嗎？因為細胞活性化能使新陳代謝變活潑，塑造不易累積廢物的體質。

我們的身體是由約60兆個有機細胞結合而成的。

如果把身體比喻為工廠，細胞就是在工廠裡工作的員工。當員工的活性度下降時，工作效率也降低，而使生產線停滯，增加各種損失，垃圾也累積下來。

人的肥胖也一樣。

肥胖常以所謂「**攝取熱量大於消費熱量**」的公式來表示。

此時如果細胞不能活性化，所攝取的熱量就不能有效被消費而成為脂肪累積下來。結果變成贅肉而肥胖。

瑜珈可以減肥還有另一種理由。

眾所週知，**瑜珈能帶來精神上的安定**，這意味著能塑造克服壓力的情結。

人有壓力時就容易過食或過飲（暴飲暴食）。

控制食慾的是由位於腦的滿腹中樞與空腹中樞保持平衡來調整，但如果壓力過多，這種平衡就會瓦解而可能變成暴飲暴食。

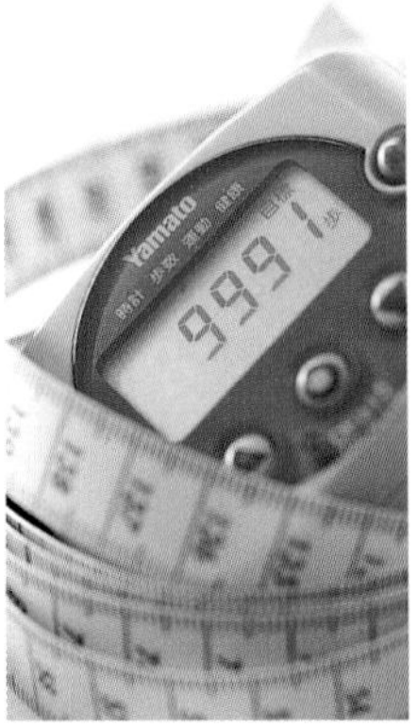

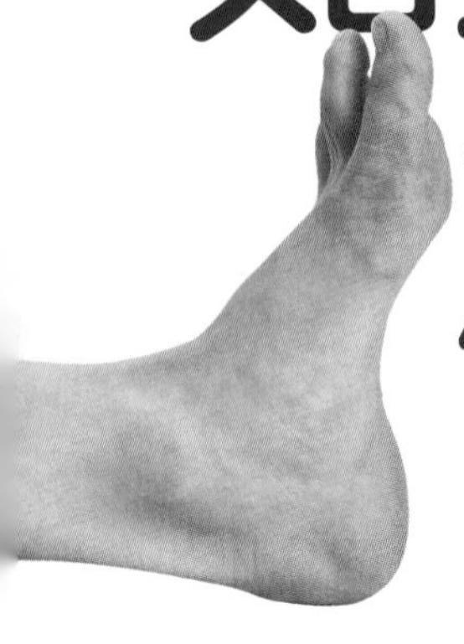

以5種姿勢就能在2週間瘦下來

從人在心情不好時容易亂吃，也常借酒澆愁，就可見一斑。

如果養成做瑜珈的習慣，就能防範這種失衡於未然。

還有一種瑜珈對消除肥胖有效的理由。

長贅肉的部位因人而異，而且也有人種的差異，眾所週知歐美人和東方人的肥胖體型不同。

瑜珈的某些姿勢能達到局部瘦身的效果。

越簡單的瑜珈減肥效果越高

或許各位會認為這麼有效的瑜珈一定很困難，但其實正好相反。

以消除肥胖為目的的瑜珈如果不輕鬆簡單，就失去意義。現在肥胖的人

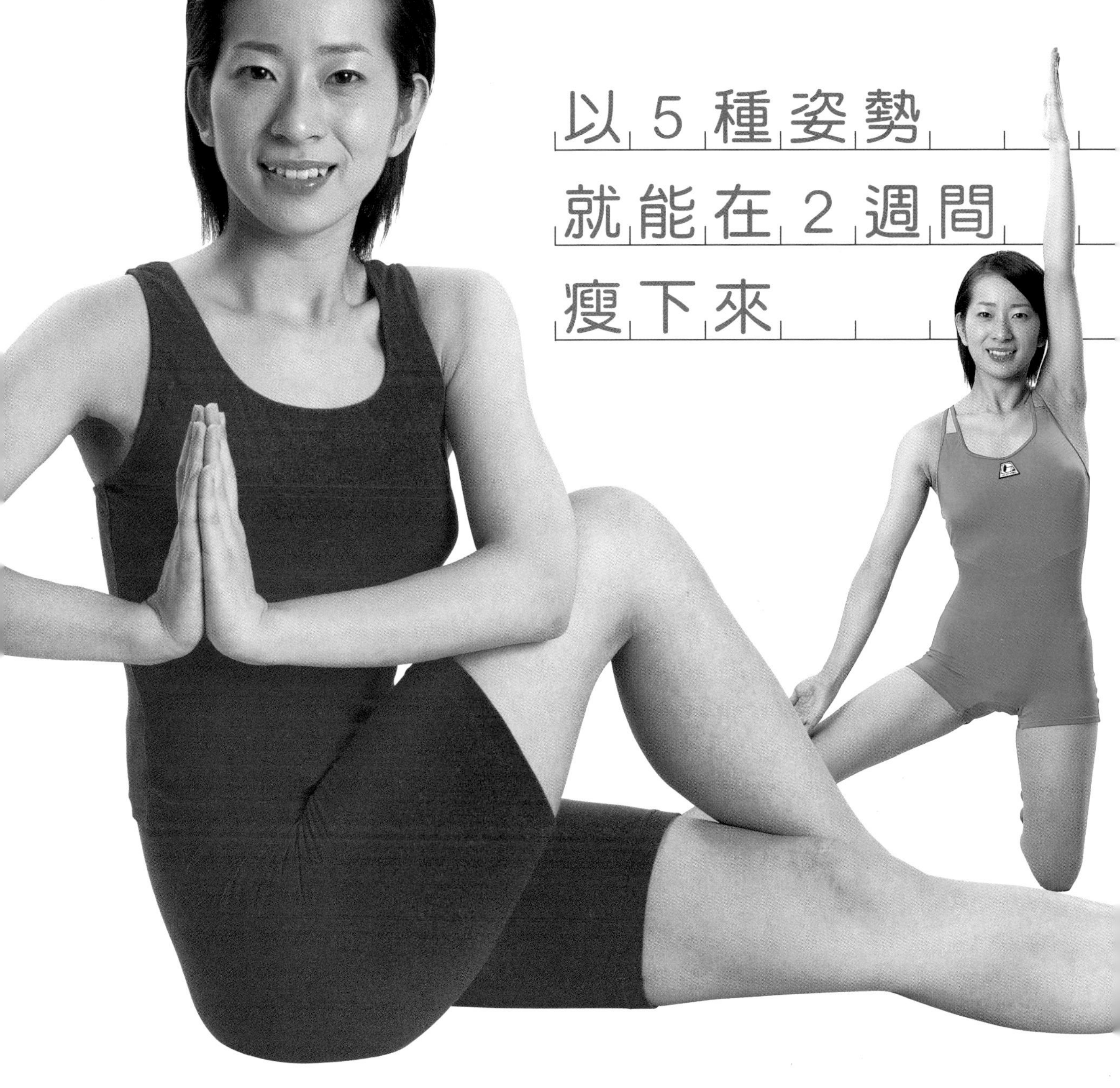

當然不可能做到唯瑜珈老手才做得到的姿勢。

但並非採用複雜的姿勢才能提高效果。向難度高的瑜珈挑戰的精神很值得讚賞，但也容易流於3分鐘熱度。

「持之以恆」

這句成語也適用於瑜珈。

從這種意味來說，本書是從以下雙軌來介紹瘦身瑜珈。

①瘦身瑜珈的基本姿勢（9～20頁）

②部位別瘦身瑜珈姿勢（21～48頁）

基本的瘦身瑜珈是為了消除肥胖最低限度非做不可的5種瑜珈姿勢。

這些姿勢即使身體僵硬也能很快學會，因此請務必每天實行。

部位別瘦身瑜珈分成13個部位，各介紹一種姿勢，每一種都是輕鬆簡單的姿勢。

不論是基本瑜珈或部位別瑜珈，都是介紹「做不到的人也能做到」的超簡單姿勢。

瑜珈帶來的5大效果 與年齡或體力無關

『瑜珈（Yoga）』一詞由來於「集中1點、結合、連接～」之意的梵語「ㄧㄡ ㄒㄧㄡ」，從這種語源就能了解瑜珈的目的與效用。

把我所提倡的呼吸瑜珈(breathing yoga)再加以發展，就是以能貫通身體的各種深呼吸法(breathing)與提神姿勢，使身心調和融合的矯正訓練。

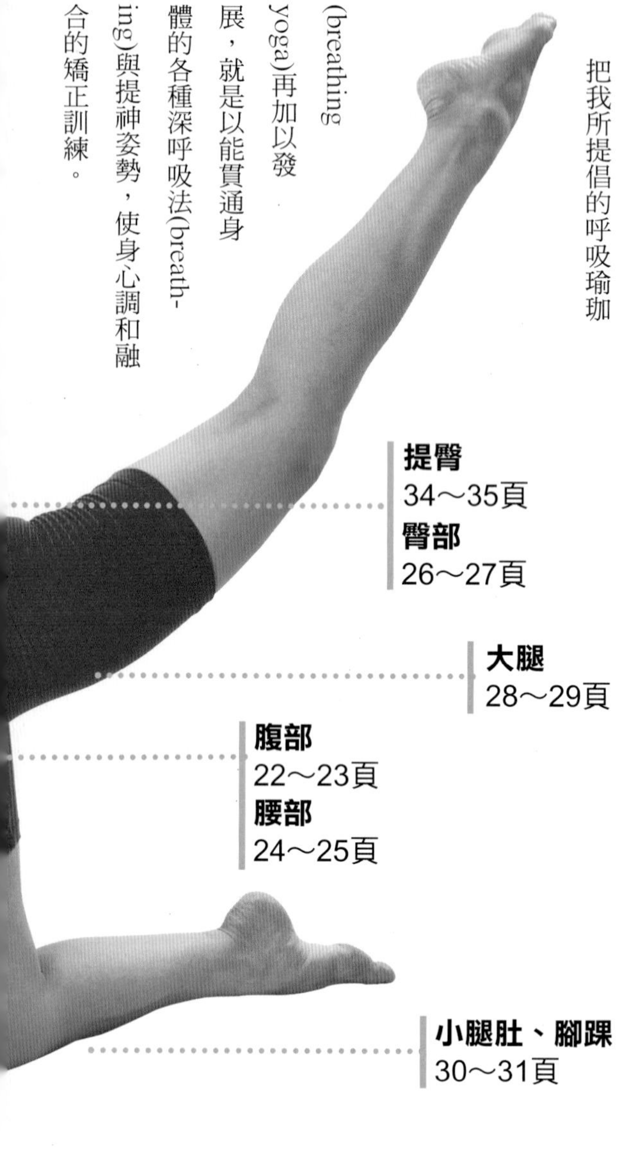

瑜珈對這些人有效

即使自認為站得很直，但其實身體卻是傾斜的…這些人在不自覺中會對骨骼、肌肉、內臟帶來多餘的負擔。這些人最適合做瑜珈。

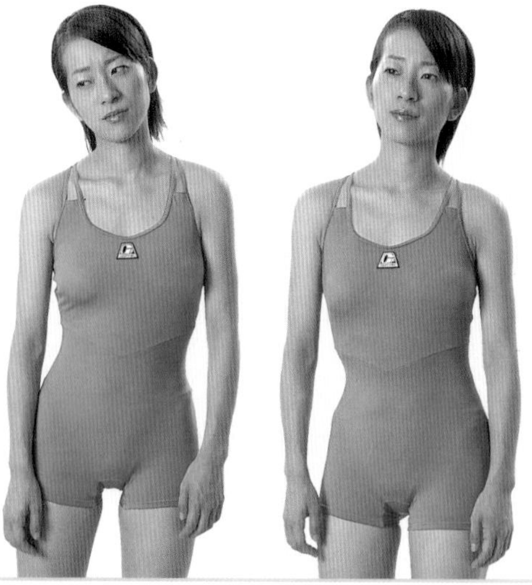

有以下5個要點。

①矯正異常

不依賴外部的強制，能以自己本身的力量（最重要！）矯正骨盆或背的歪斜，以及內臟的位置異常。為此，對消除目前認為對健康有害的內臟肥胖也有效。

②促進循環

改善血液循環（血行），去除體內的老廢物，從身體內側來大掃除。此外，也能促進荷爾蒙的正常分泌。

③改善疾病體質

解決生活習慣病。瑜珈的擅長科目是改善腰痛、肩痠、失眠症、高血壓、糖尿病等。肥胖也是所謂肥胖症(obesity)的生活習慣病。

④導向心的安定

能使因壓力受到打擊的身心復甦，恢復自然治癒力。專門用語稱為「維持內環境穩定(homeostasis)」。

⑤獲得無限的節奏

以自己的呼吸節奏聆聽自己身體的聲音，不必勉強（最重要！）就能做，因此沒有年齡或體力的限制。

有人說「瑜珈困難又辛苦」，其實這是很大的誤解。

開始做瑜珈後 就會排出不好的東西

開始做瑜珈後，有時身體會變得比之前要壞。

但不必擔心，其實這是所謂**「好轉反應」值得慶幸**的一種現象。

失衡的身體就如同在拼圖玩具中，把錯誤的一塊拼圖勉強卡入不正確的位置般，必須把拼圖整個拆解來重新拼，才能找到正確的位置。如此一來有時會出現

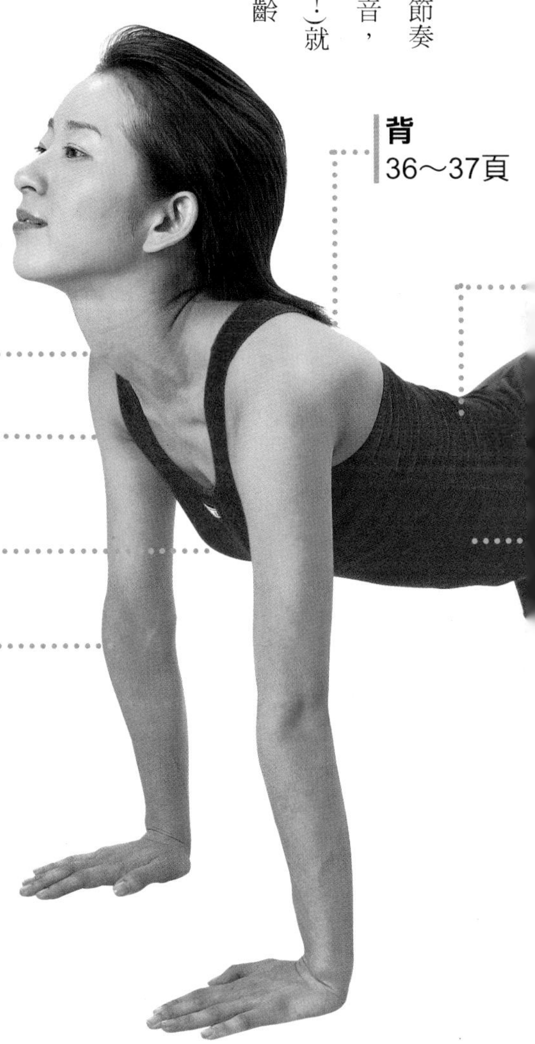

背
36～37頁
臉部鬆垮
42～43頁
臉部皺紋
44～45頁
頸、下顎
46～47頁
肩
38～39頁
豐胸
32～33頁
上臂
40～41頁

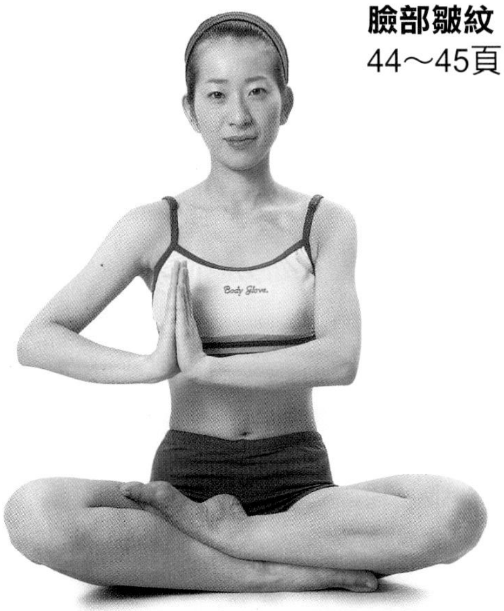

以瘦身瑜珈來局部塑身

意想不到的症狀（如面皰等）。

但這只是潛伏在體內不適的小芽苗浮出表面而已，不久就會消失，正可謂好轉！

日本有一句俗話「半個榻榻米就能站，一個榻榻米就能躺」，瑜珈只要有一個榻榻米的空間，隨時都能做。

瑜珈的姿勢本身會形成一個小宇宙。而妳的小宇宙要和整個大宇宙相連。

因此應該把瑜珈當作人生值得依賴的伴侶來愛。

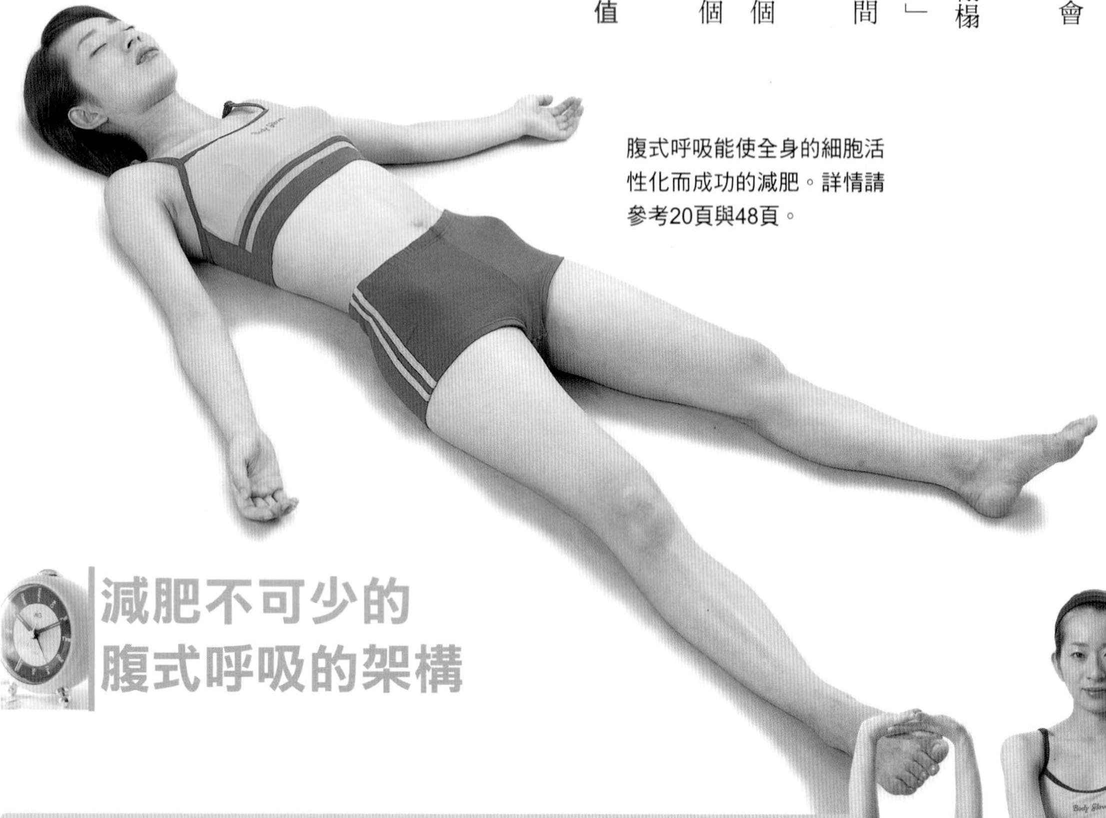

腹式呼吸能使全身的細胞活性化而成功的減肥。詳情請參考20頁與48頁。

減肥不可少的腹式呼吸的架構

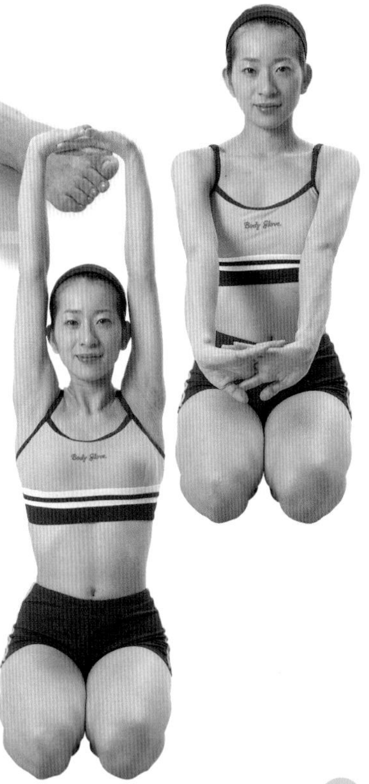

Attention!

不能做瑜珈的時間

飯後1小時內會妨礙腸胃的功能，因此避免做瑜珈。

瑜珈的基本是腹式呼吸

以腹式呼吸（就是丹田呼吸）使全身的細胞活性化。

緩慢做動作

以自己的呼吸節奏聆聽自己身體的聲音，不要勉強做。

在完成姿勢做5次呼吸、靜止

完成的姿勢是反覆「吸氣—吐氣」5次。

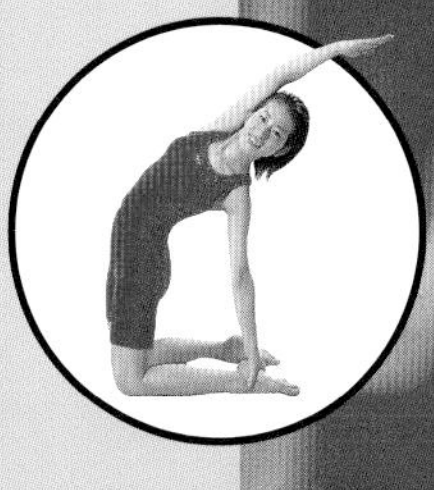

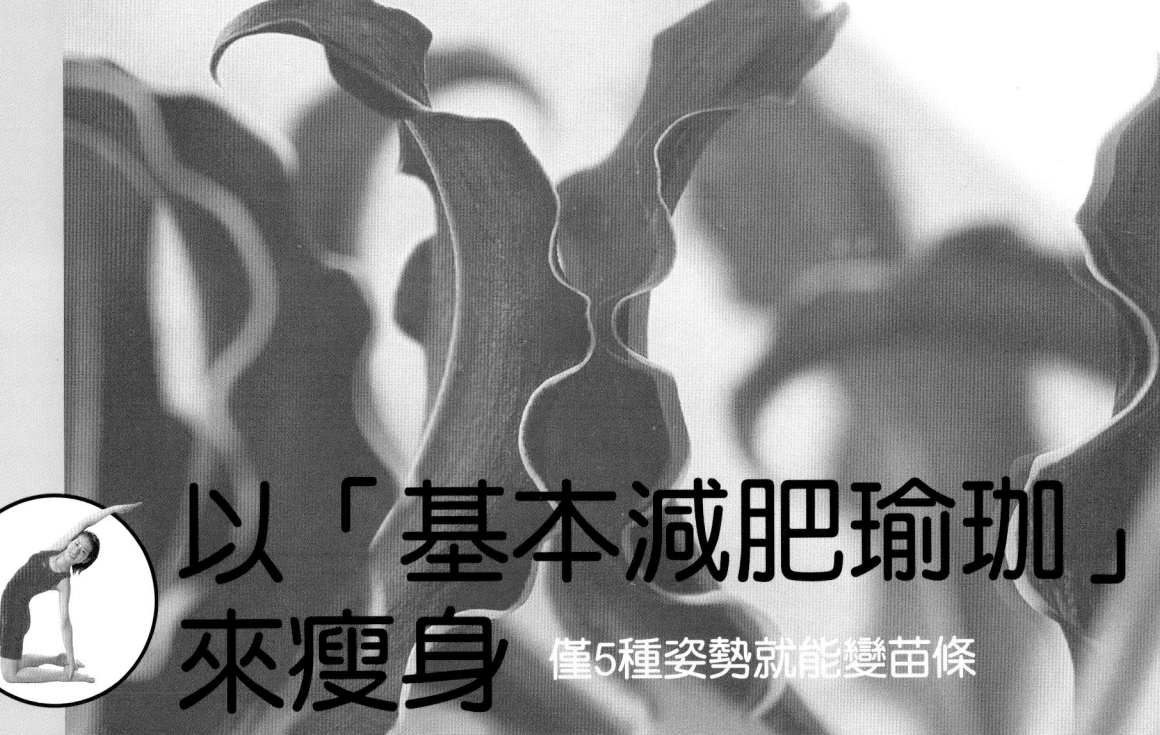

以「基本減肥瑜珈」來瘦身

僅5種姿勢就能變苗條

基本的5種姿勢是減肥瑜珈的中心。每一種姿勢都能輕鬆做，因此建議每天實行。能使全身的細胞活性化，提高新陳代謝，贅肉逐漸消失不見。

合蹠（腳掌）前屈的姿勢

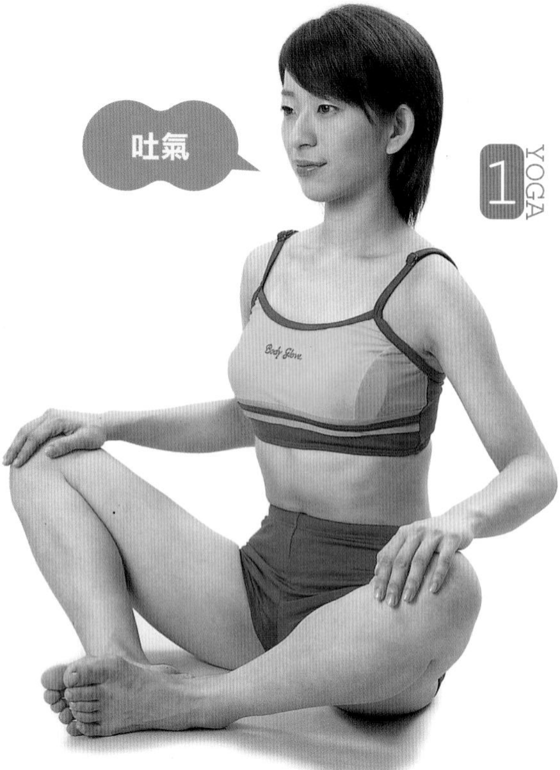

1

雙腳打開坐下，雙腳腳底完全合攏。手輕輕放在膝上。

呼吸法 以此姿勢從口慢慢吐氣。

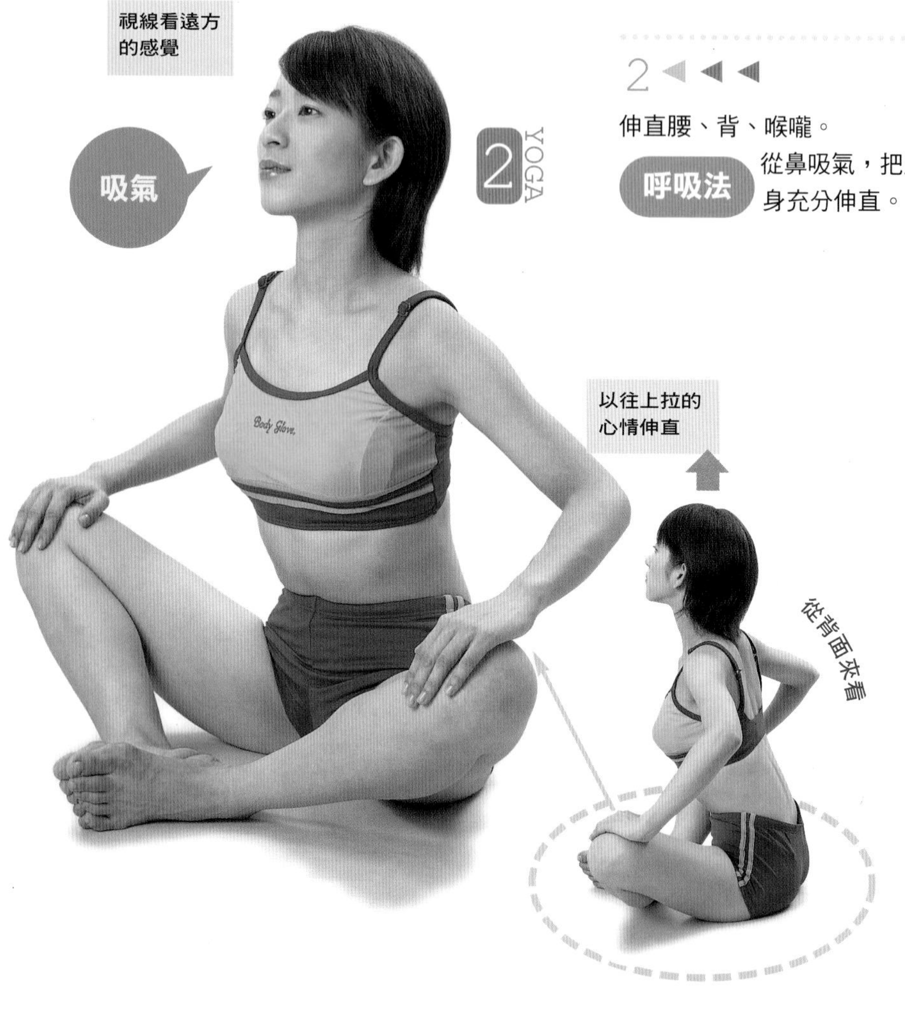

2

伸直腰、背、喉嚨。

呼吸法 從鼻吸氣，把上身充分伸直。

合蹠前屈的姿勢

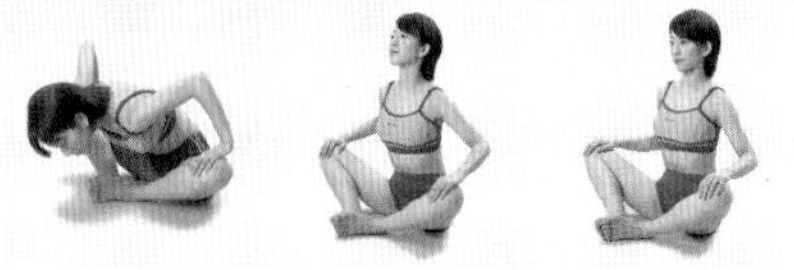

Finish
邊吐氣邊傾倒。
傾倒到極限後做
5次呼吸
以下顎靠向地
板的心情來做

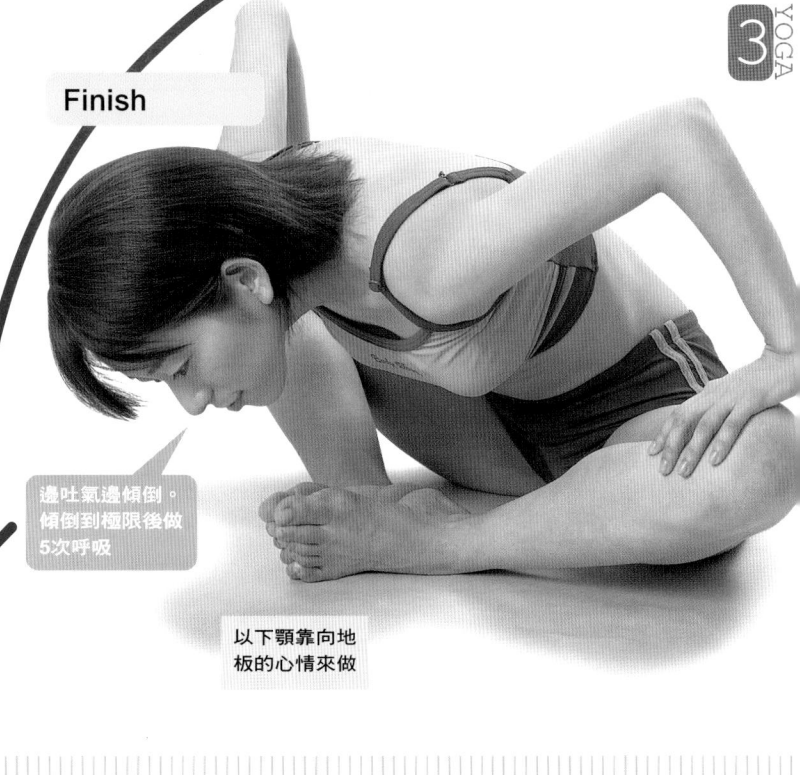

3 ◀◀◀

雙手壓住膝蓋，上身慢慢前傾。

呼吸法 邊從口吐氣邊把上身向前傾倒，傾倒到極限後保持這個姿勢不動，做5次呼吸（「吸氣—吐氣」算1次呼吸)。

做不到的人這樣亦可

▼▼▼

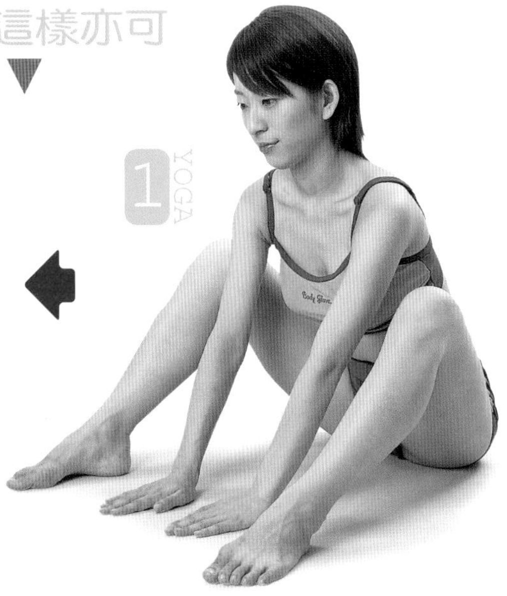

1 髖關節如果太僵硬，會因疼痛無法合攏腳底坐下。這種人不要勉強，如圖般以張開雙腳的狀態坐下，雙手打開與肩同寬，放在前方的地板上。

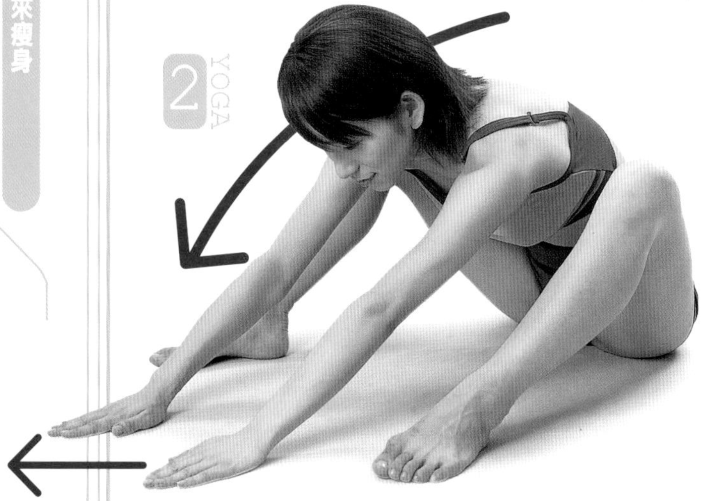

2 邊從口吐氣邊把手向前方滑動，慢慢傾倒上身。傾倒到極限後做5次呼吸（「吸氣—吐氣」算1次呼吸）。

駱駝的變形姿勢

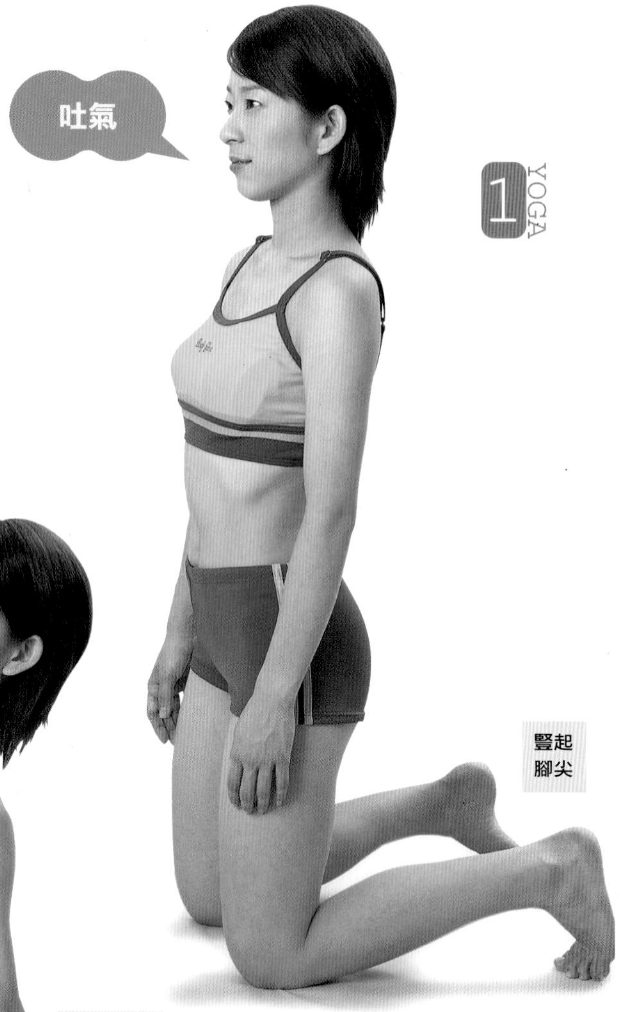

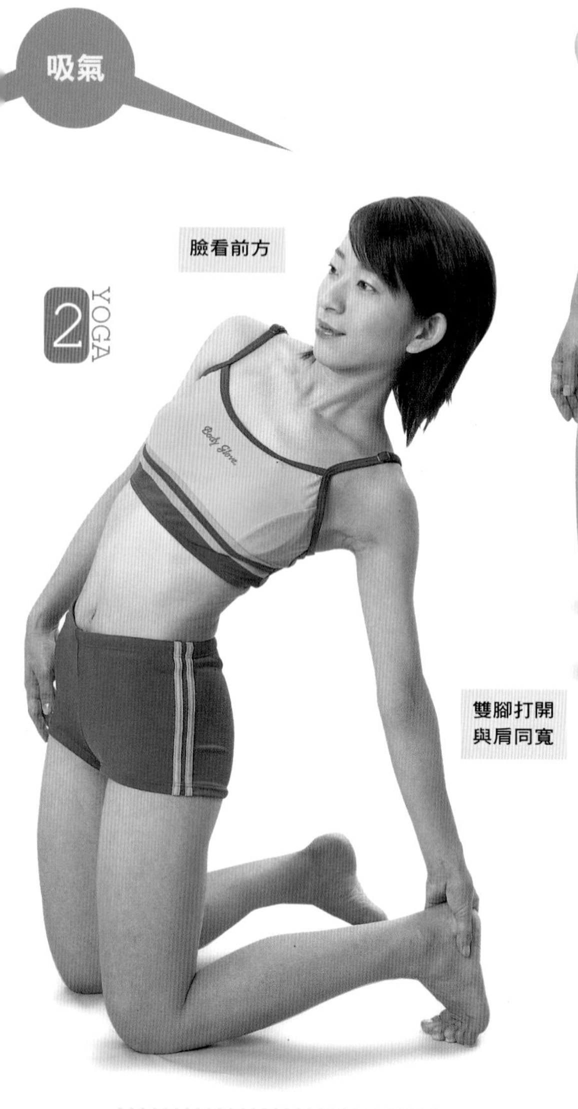

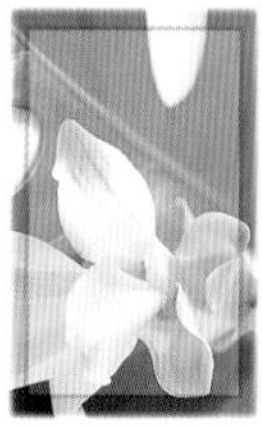

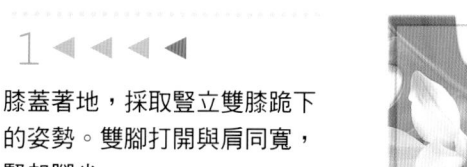

1

膝蓋著地，採取豎立雙膝跪下的姿勢。雙腳打開與肩同寬，豎起腳尖。

呼吸法 以此姿勢從口慢慢吐氣。

2

先用左手抓住左腳腳跟。保持這個姿勢，臉指向前方

呼吸法 邊從鼻慢慢吸氣邊抓住腳跟。

駱駝的變形姿勢

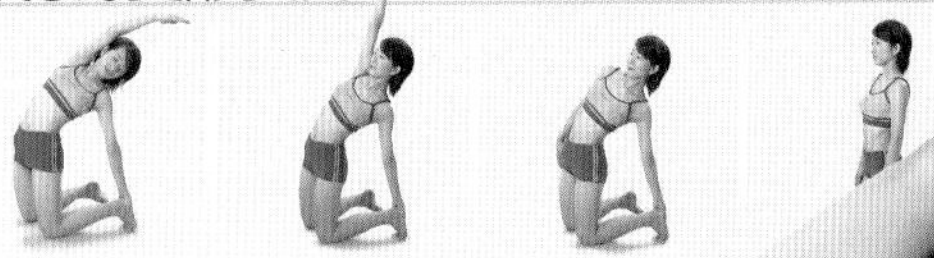

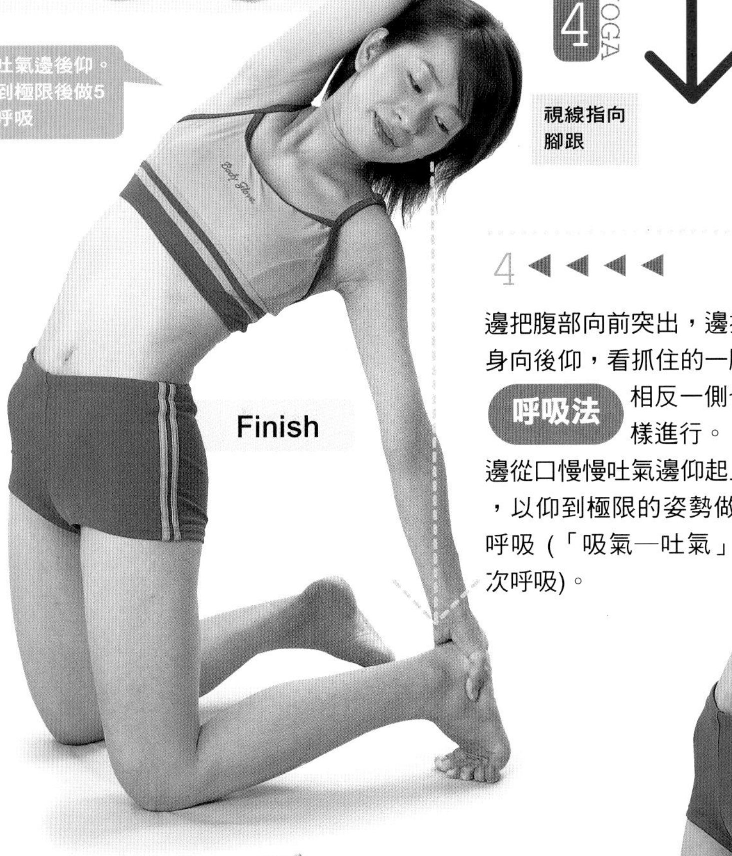
YOGA 4
邊吐氣邊後仰。仰到極限後做5次呼吸
視線指向腳跟
Finish

4 ◀◀◀◀

邊把腹部向前突出，邊把上身向後仰，看抓住的一腳。

呼吸法 相反一側也同樣進行。

邊從口慢慢吐氣邊仰起上身，以仰到極限的姿勢做5次呼吸（「吸氣—吐氣」算1次呼吸)。

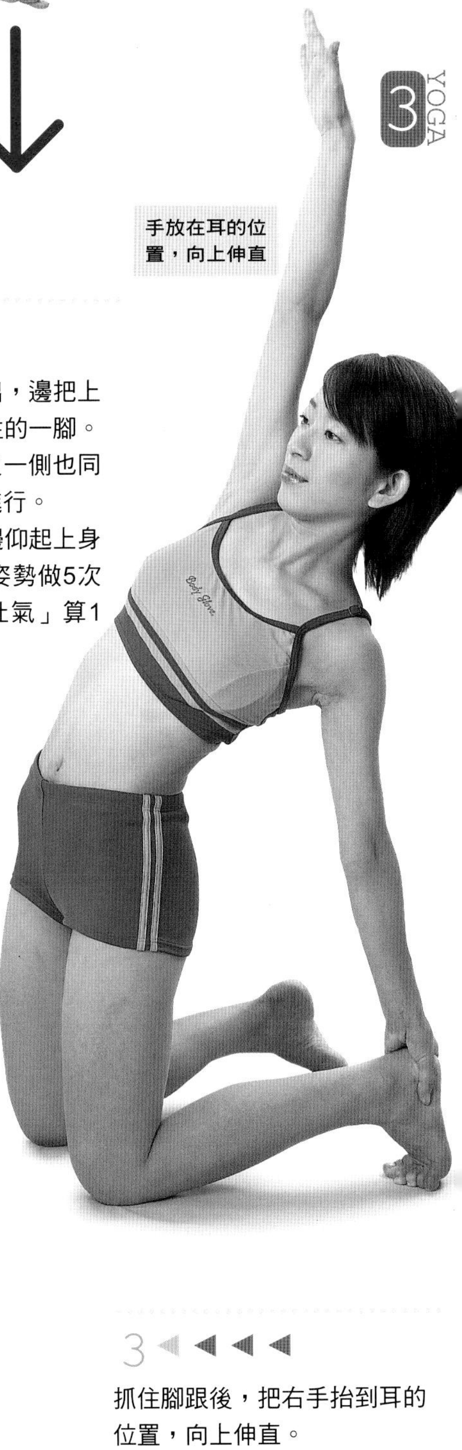
YOGA 3
手放在耳的位置，向上伸直

3 ◀◀◀◀

抓住腳跟後，把右手抬到耳的位置，向上伸直。

呼吸法 邊從鼻慢慢吸氣邊採取手上舉的姿勢。

做不到的人這樣亦可 ▼▼▼

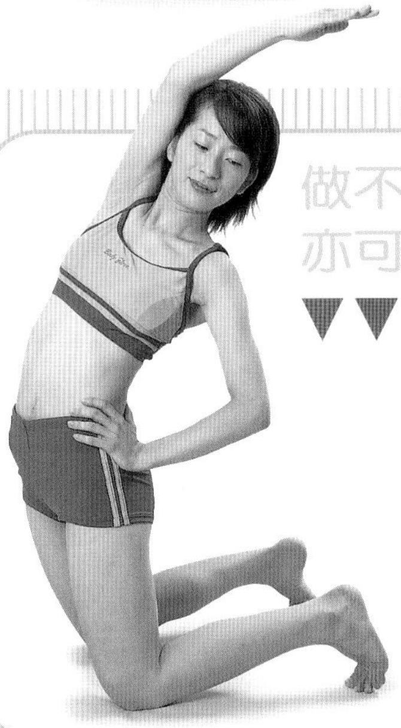

因身體僵硬，採取抓住腳跟姿勢吃力的人不必勉強。如圖般以單手叉腰的狀態來做一連串的動作，也同樣能獲得充分的效果。

跪坐伸背的姿勢

YOGA 1
吐氣
注意雙腳拇趾
不要重疊

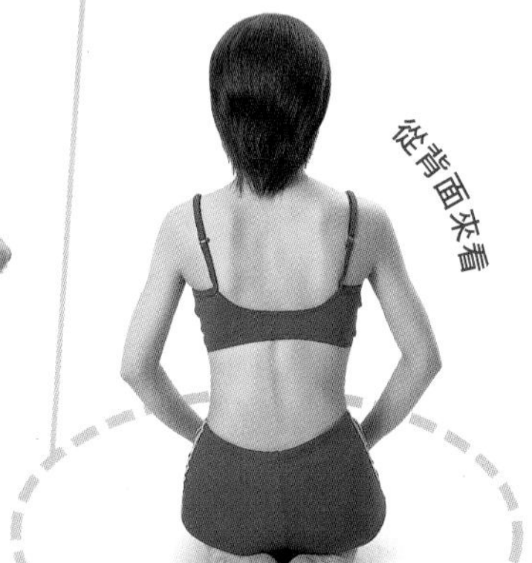

YOGA 2
吸氣
手腕內側
完全靠攏

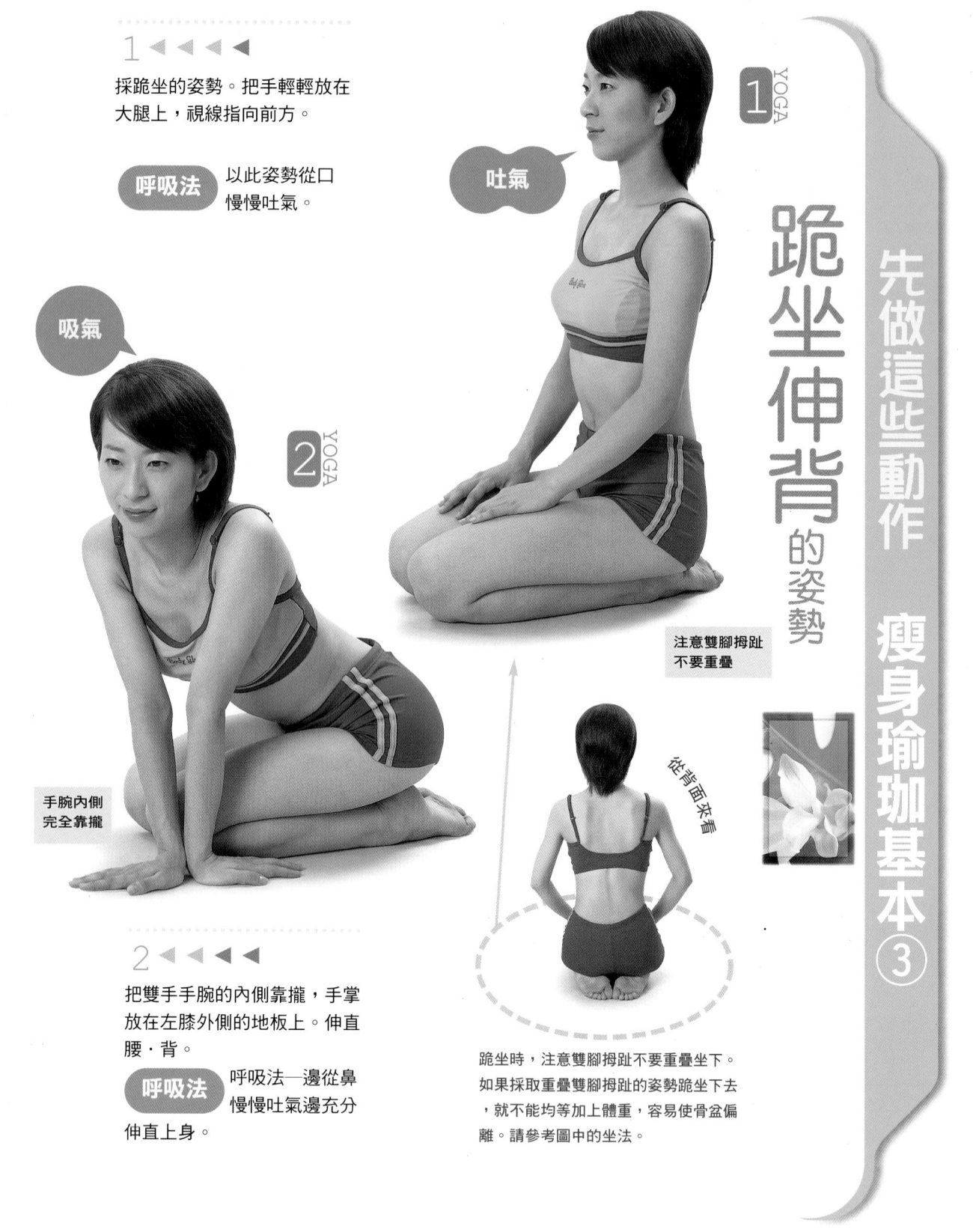

1

採跪坐的姿勢。把手輕輕放在大腿上，視線指向前方。

呼吸法 以此姿勢從口慢慢吐氣。

2

把雙手手腕的內側靠攏，手掌放在左膝外側的地板上。伸直腰・背。

呼吸法 呼吸法─邊從鼻慢慢吐氣邊充分伸直上身。

跪坐時，注意雙腳拇趾不要重疊坐下。如果採取重疊雙腳拇趾的姿勢跪坐下去，就不能均等加上體重，容易使骨盆偏離。請參考圖中的坐法。

跪坐伸背的姿勢

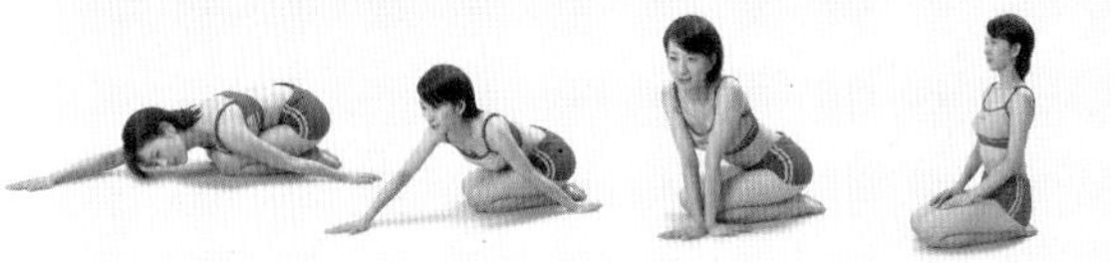

3 ◀◀◀◀

以手掌放在地板的姿勢，如畫一直線般張開雙手，把上身向前傾倒。

呼吸法 邊從口吐氣邊把上身慢慢傾倒。

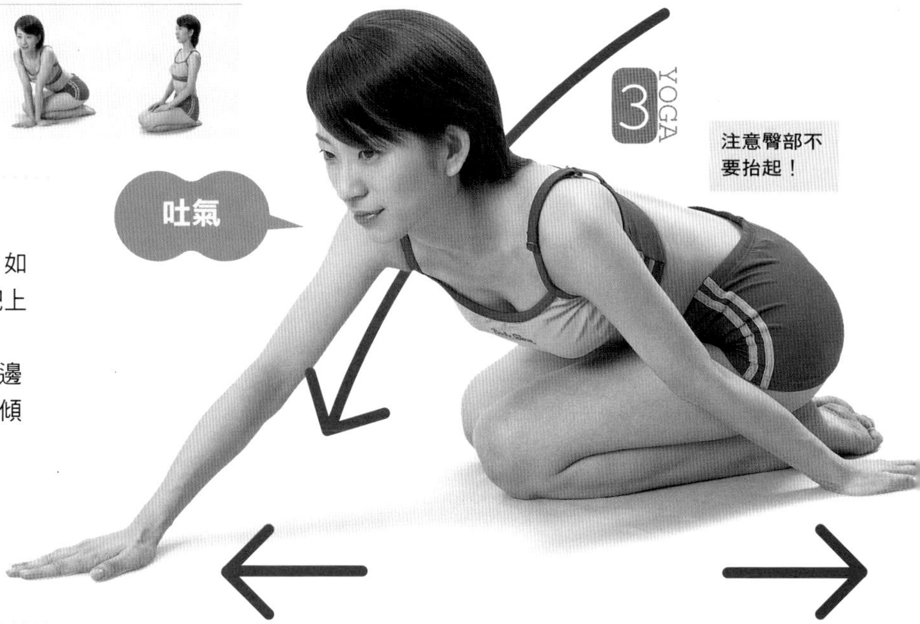

4 ◀◀◀◀

雙手張開，把上身完全傾倒，臉向外側。慢慢把上身恢復2的姿勢，相反一側也同樣實行。

呼吸法 以上身完全傾倒的姿勢做5次呼吸(「吸氣—吐氣」算1次呼吸)。

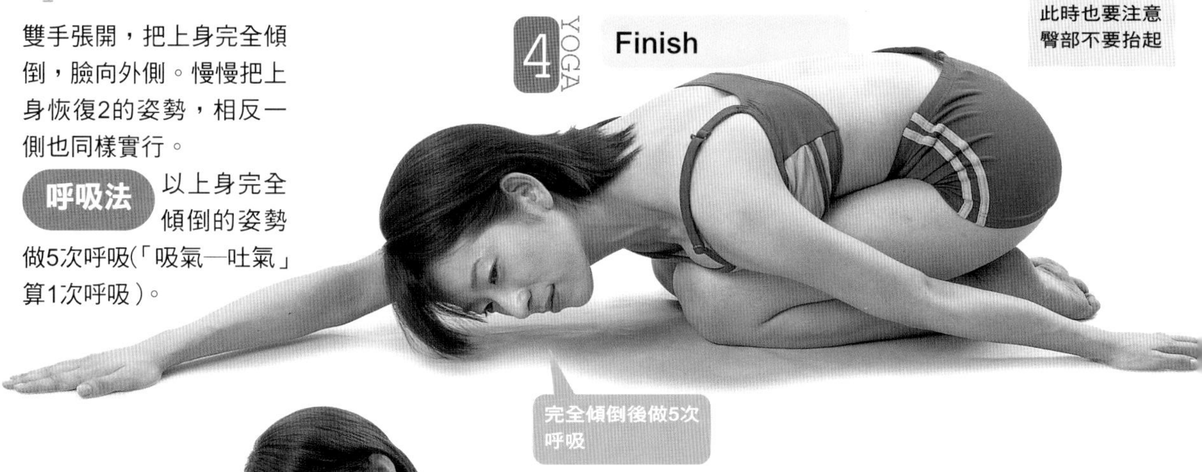

YOGA 4
Finish
此時也要注意臀部不要抬起
完全傾倒後做5次呼吸

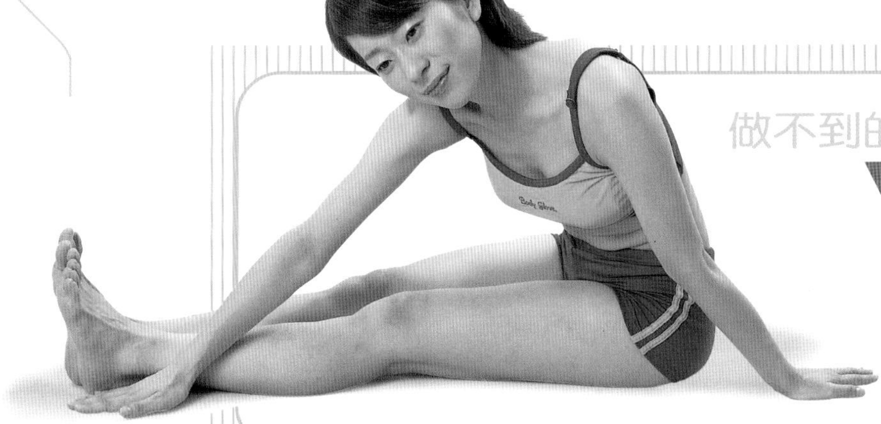

做不到的人這樣亦可

▼▼▼

因膝蓋疼痛等理由而不能採取跪坐姿勢的人不少。這些人採取長坐（伸直雙腳，併攏坐下）的姿勢來進行一連串的動作，也能獲得充分效果。

雙腳交叉的姿勢

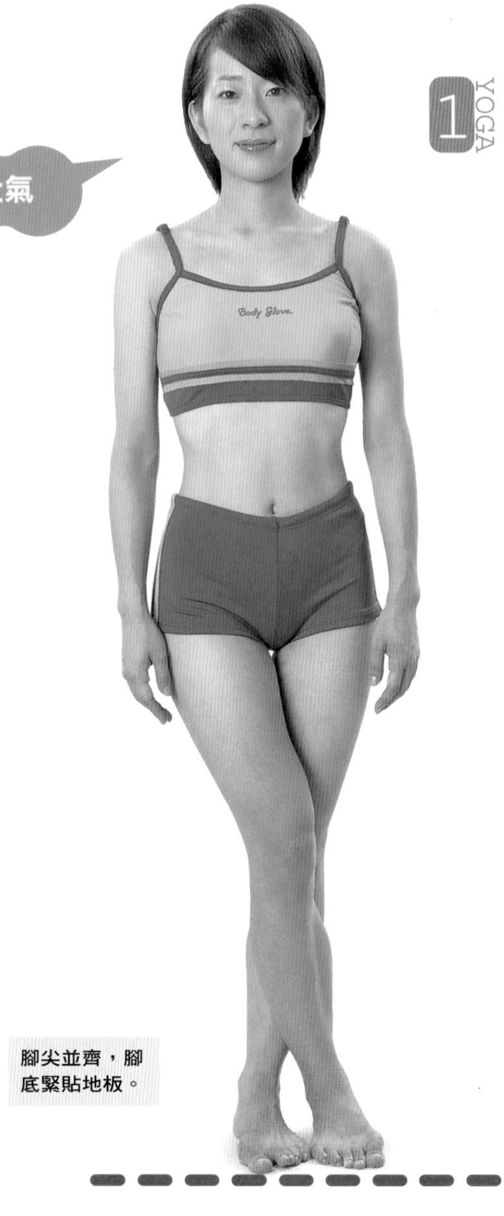

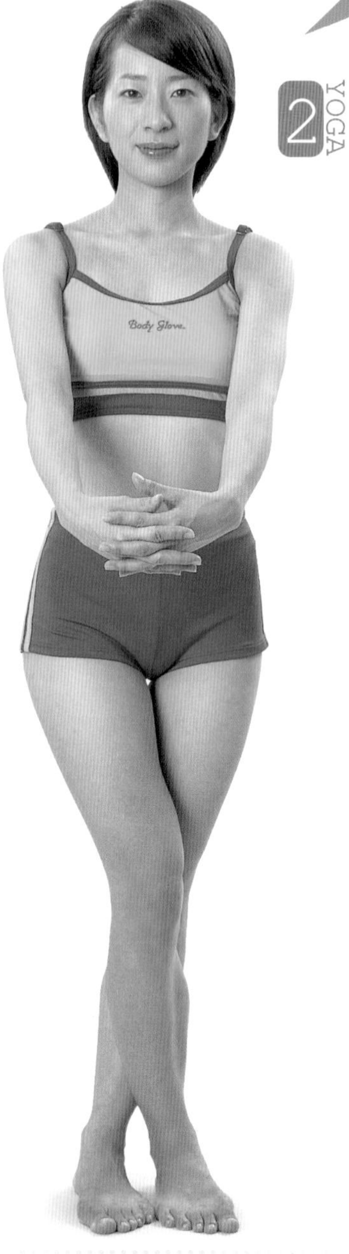

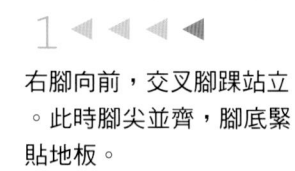

1

右腳向前，交叉腳踝站立。此時腳尖並齊，腳底緊貼地板。

呼吸法 從口慢慢吐氣。

2

雙手在身體前面交叉。

呼吸法 以此姿勢從口把氣吐完。

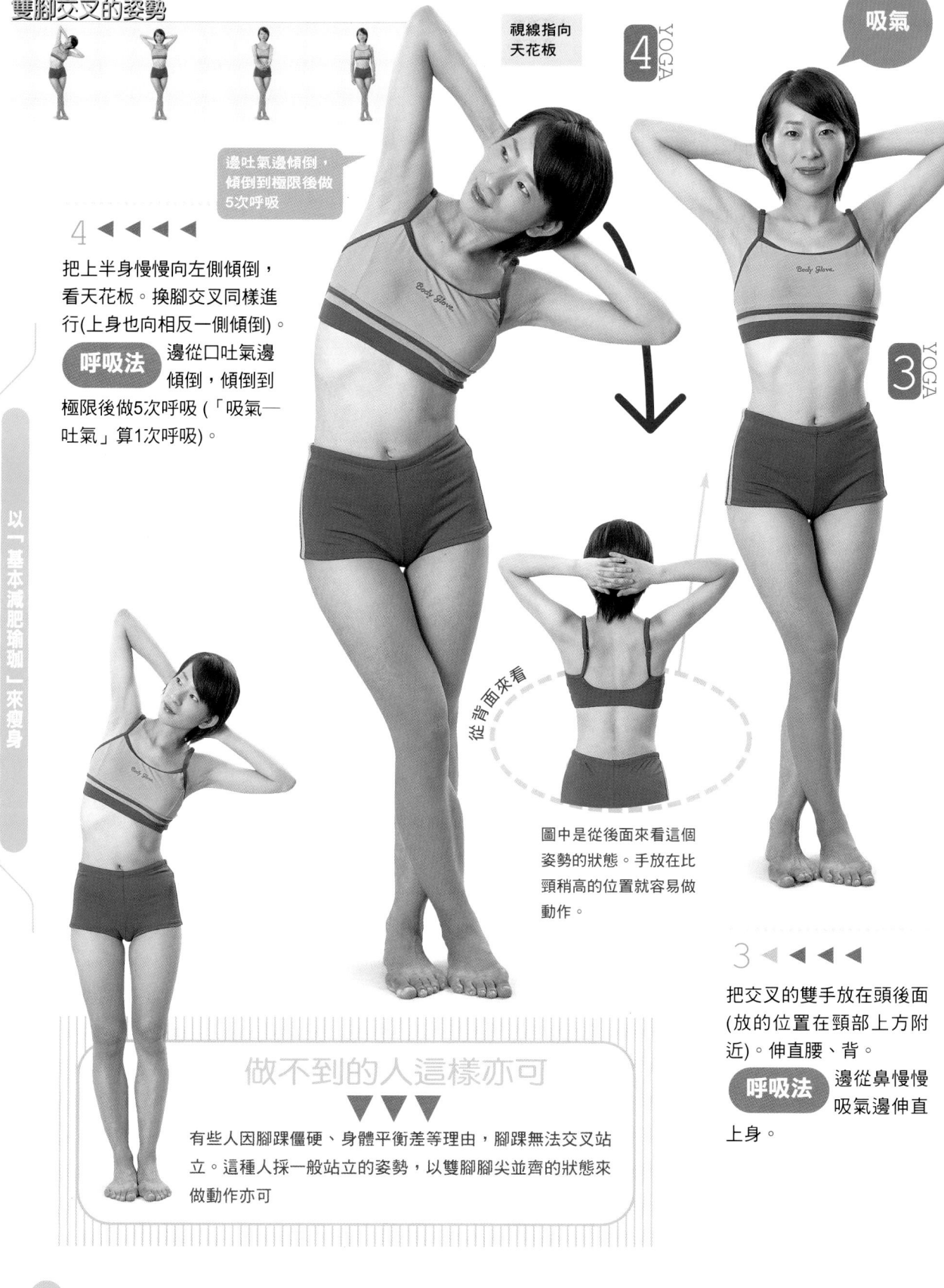

雙腳交叉的姿勢

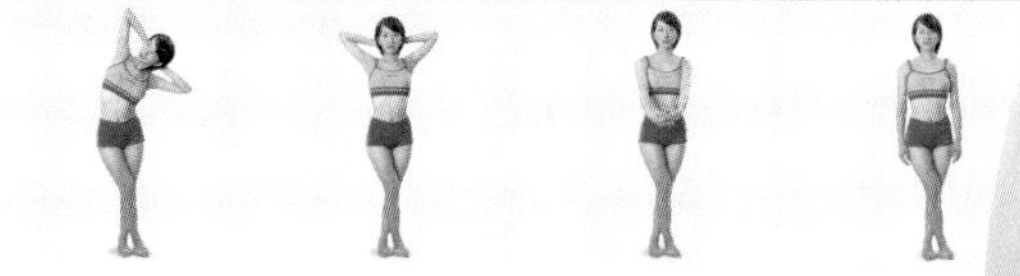

4 ◀◀◀◀

把上半身慢慢向左側傾倒，看天花板。換腳交叉同樣進行(上身也向相反一側傾倒)。

呼吸法 邊從口吐氣邊傾倒，傾倒到極限後做5次呼吸 (「吸氣—吐氣」算1次呼吸)。

圖中是從後面來看這個姿勢的狀態。手放在比頸稍高的位置就容易做動作。

3 ◀◀◀◀

把交叉的雙手放在頭後面(放的位置在頸部上方附近)。伸直腰、背。

呼吸法 邊從鼻慢慢吸氣邊伸直上身。

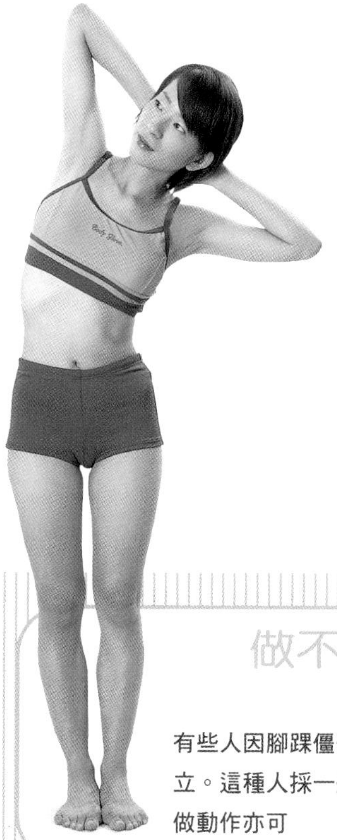

做不到的人這樣亦可

▼▼▼

有些人因腳踝僵硬、身體平衡差等理由，腳踝無法交叉站立。這種人採一般站立的姿勢，以雙腳腳尖並齊的狀態來做動作亦可

雙肩倒立的姿勢

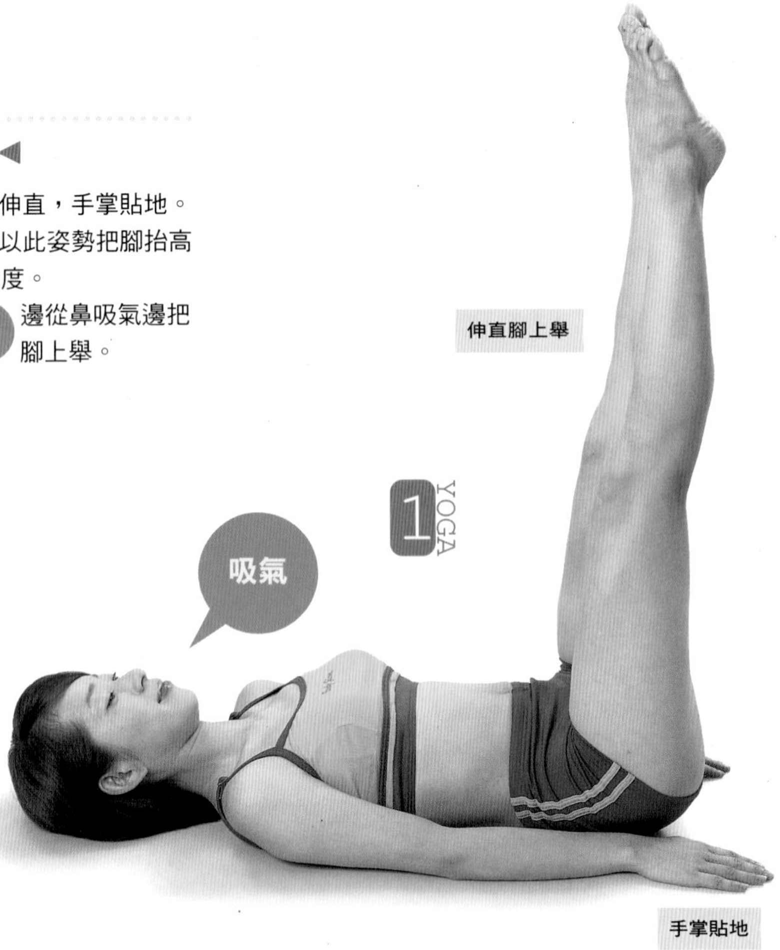

1

仰臥，雙手伸直，手掌貼地。手指伸直。以此姿勢把腳抬高到90度的角度。

呼吸法 邊從鼻吸氣邊把腳上舉。

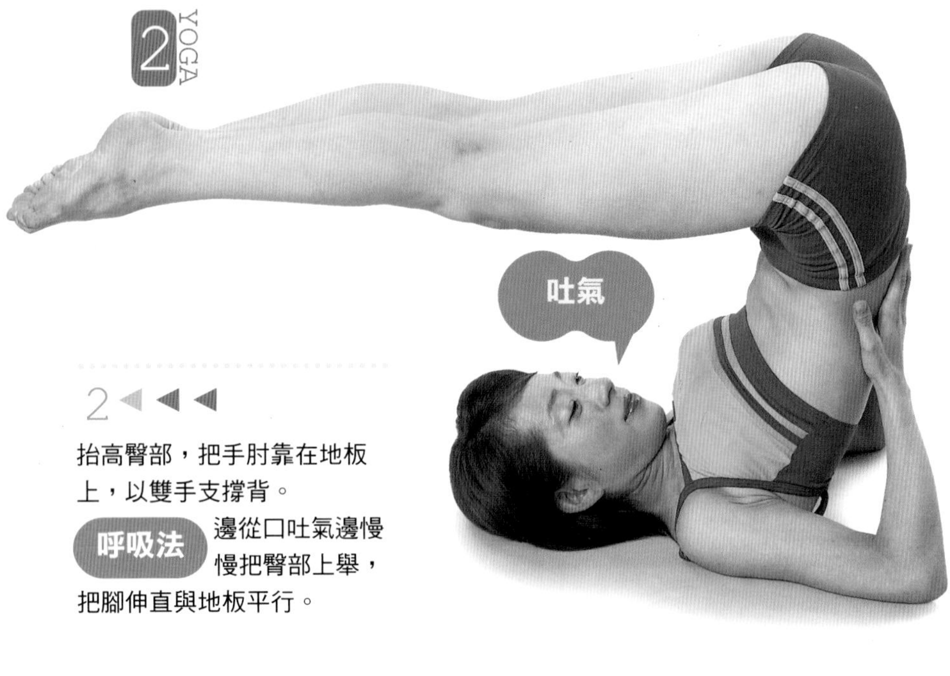

2

抬高臀部，把手肘靠在地板上，以雙手支撐背。

呼吸法 邊從口吐氣邊慢慢把臀部上舉，把腳伸直與地板平行。

雙肩倒立的姿勢

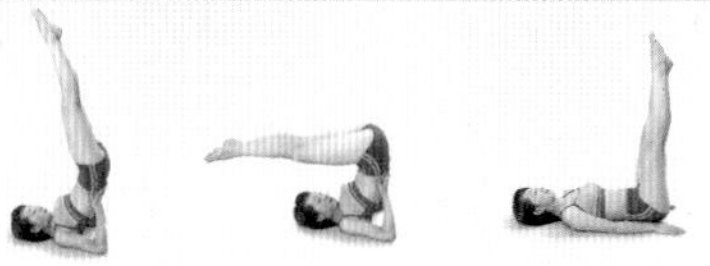

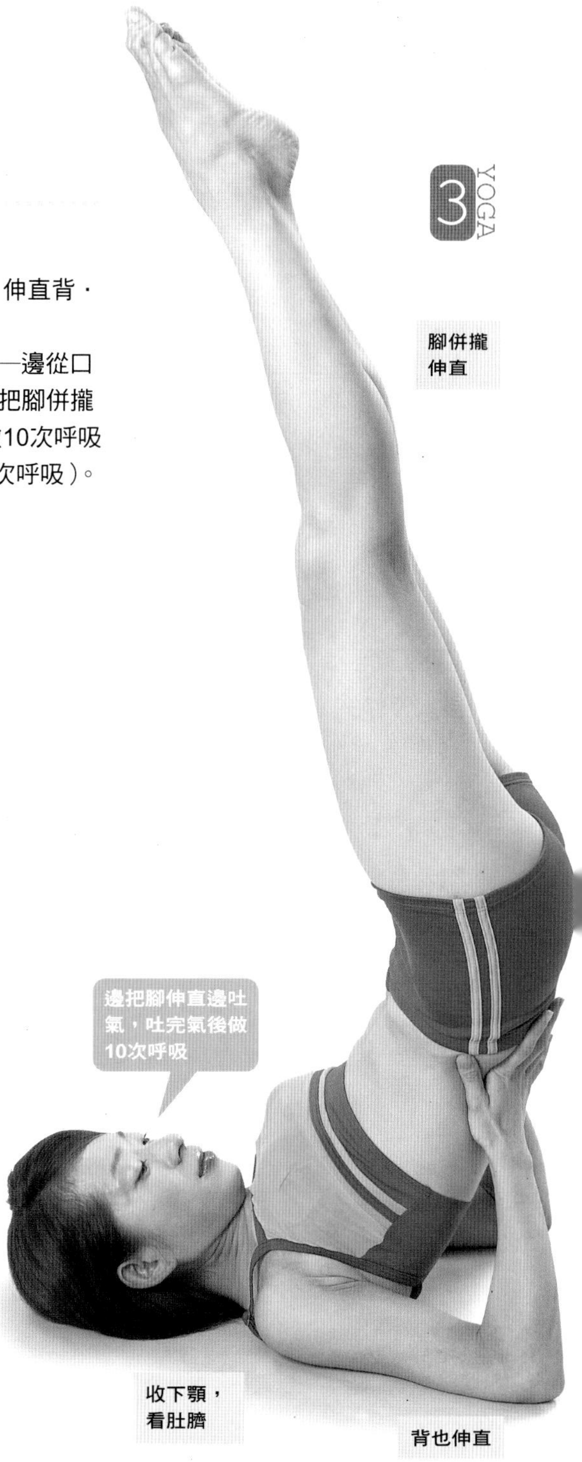

腳併攏
伸直
邊把腳伸直邊吐氣，吐完氣後做10次呼吸
收下顎，看肚臍
背也伸直

3 ◀◀◀

意識身體筆直豎立，伸直背・腳・腳尖。

呼吸法 呼吸法一邊從口吐氣邊把腳併攏伸直。完全伸直後做10次呼吸（「吸氣一吐氣」算1次呼吸）。

做不到的人這樣亦可 ▼▼▼

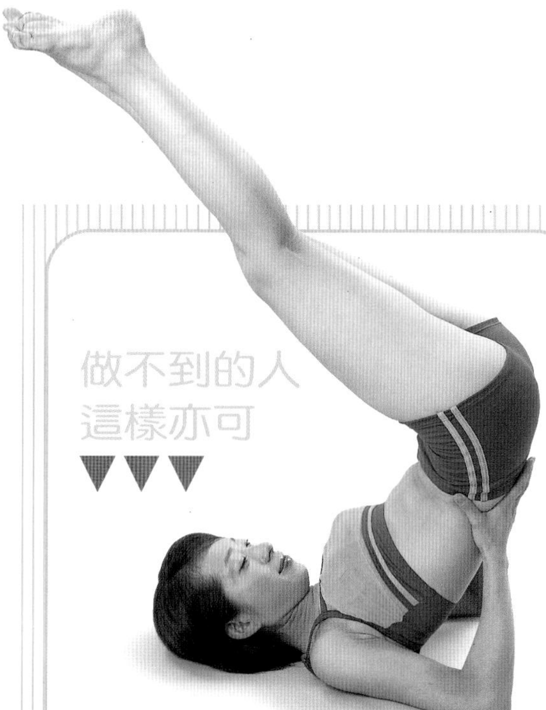

伸直雙腳或背感到吃力的人，抬高到極限的位置即可。

這樣就完成

舒暢的姿勢

因為做這些姿勢會為身體帶來負荷，故結束時必須「弛緩」，亦即鬆弛身體。在動作的最後必須做仰臥身體進行的「舒暢的姿勢」。藉由「舒暢的姿勢」來鬆弛全身，能改善血液循環，也能提高細胞吸收氧氣的能力。如此一來，每個細胞都甦醒，使內臟的功能活性化。正可謂提高瑜珈效果的結束動作。

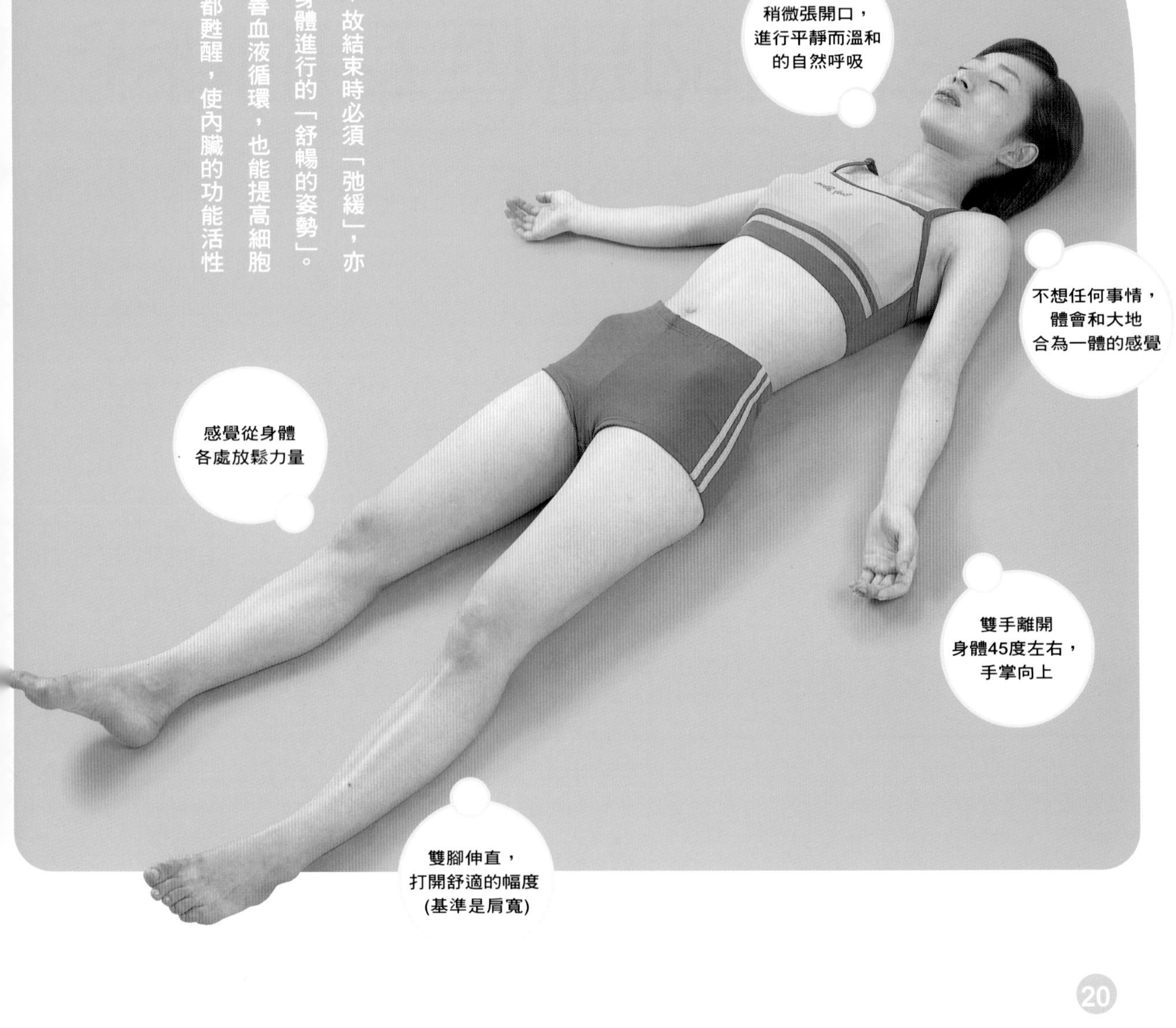

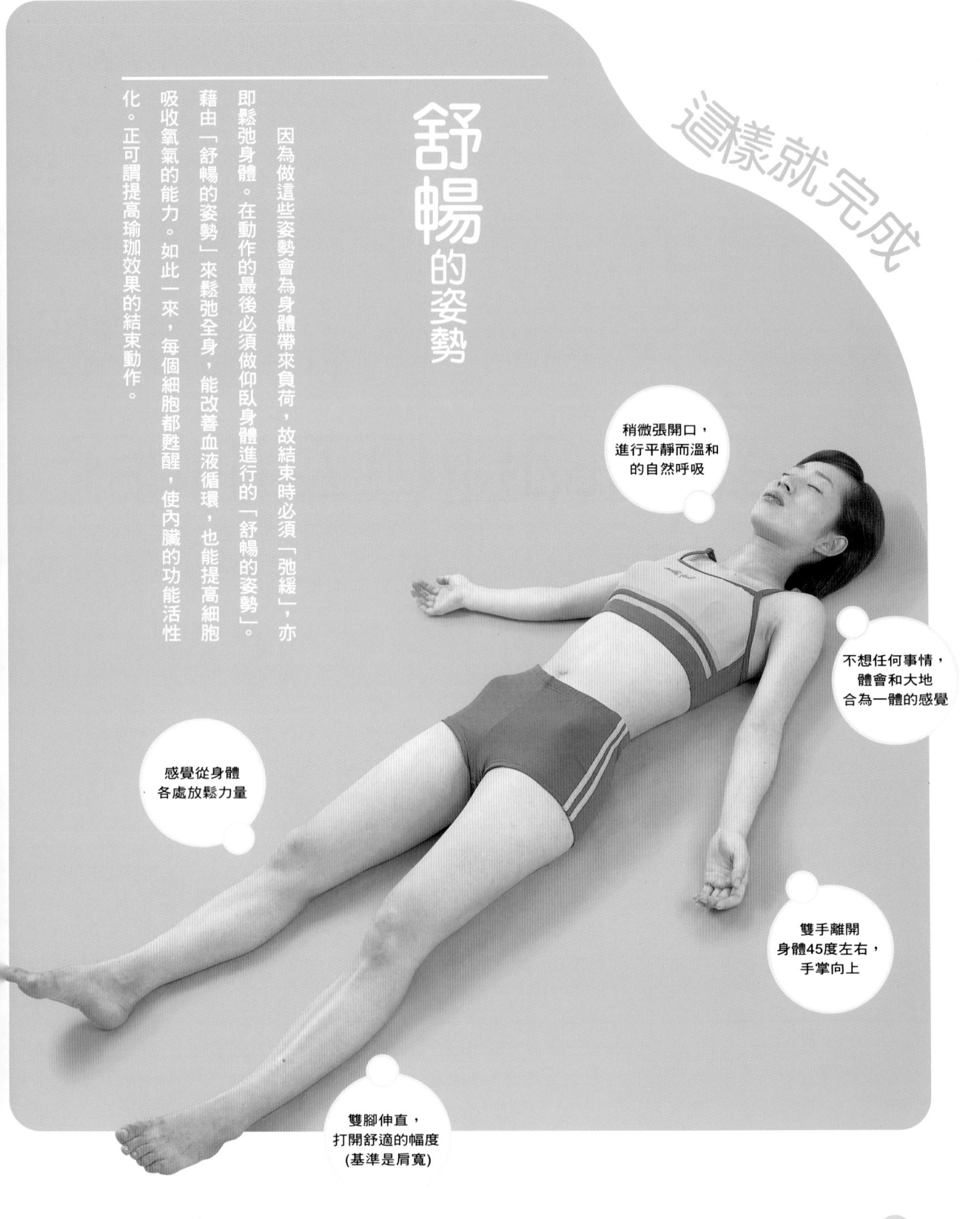

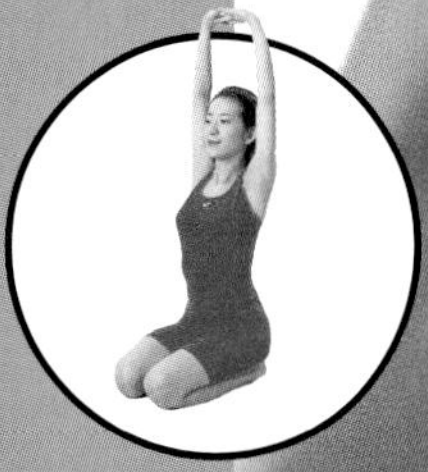

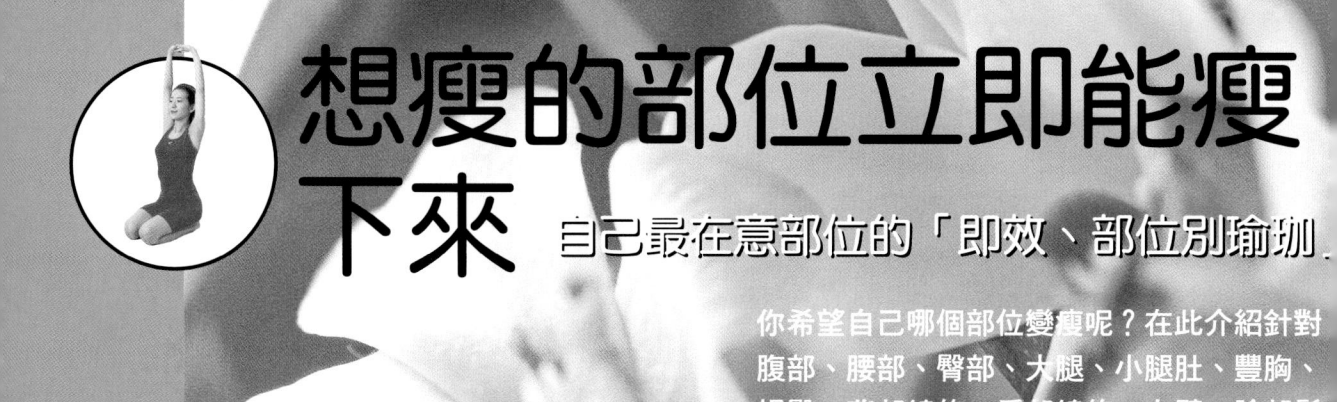

想瘦的部位立即能瘦下來

自己最在意部位的「即效、部位別瑜珈」

你希望自己哪個部位變瘦呢？在此介紹針對腹部、腰部、臀部、大腿、小腿肚、豐胸、提臀、背部線條、肩部線條、上臂、臉部鬆垮、臉部皺紋、頸．下顎皺紋等局部有效的姿勢。

掃帚的姿勢

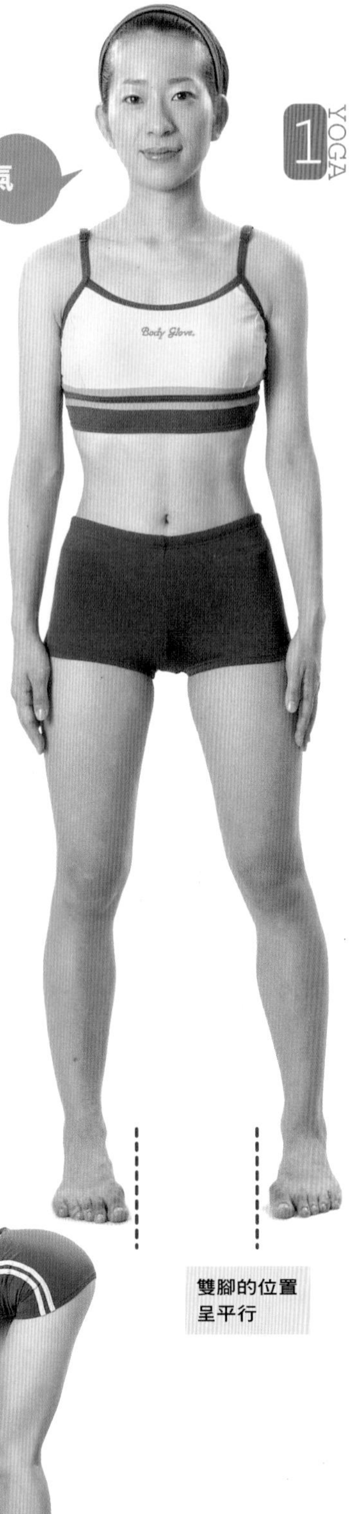
吐氣

1

雙腳打開與肩同寬站立。雙腳打開的位置要平行。

呼吸法 以此姿勢從口慢慢吐氣。

2

上身向前傾倒，手掌貼地。以此狀態伸直膝蓋。

呼吸法 邊從口吐氣邊傾倒上身，邊從鼻吸氣邊伸直膝蓋。

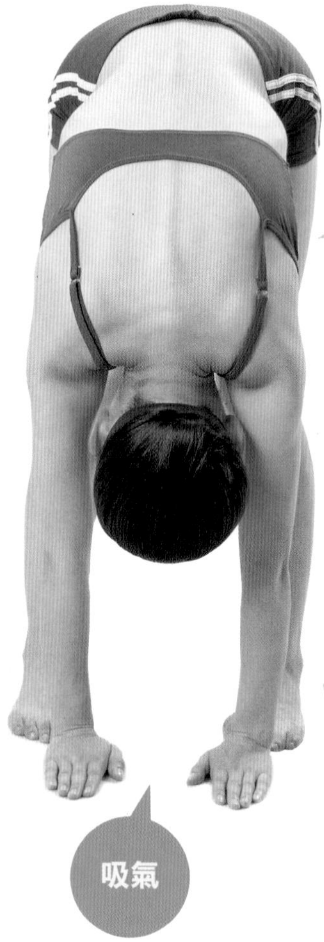
YOGA 2
邊吐氣邊傾倒，
邊吸氣邊伸直膝
蓋
吸氣

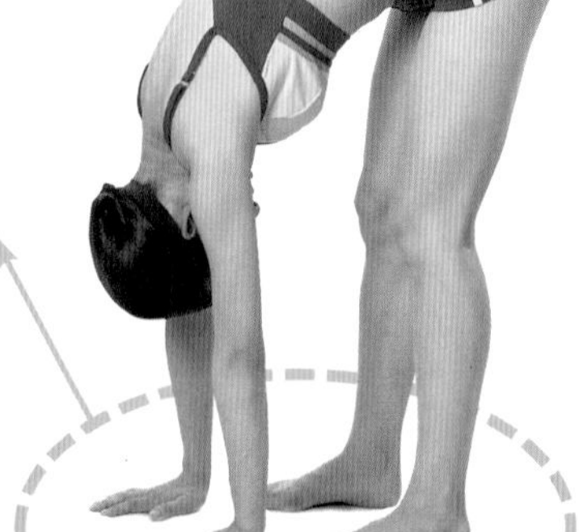

身體向前傾倒時，注意膝蓋不要彎曲。

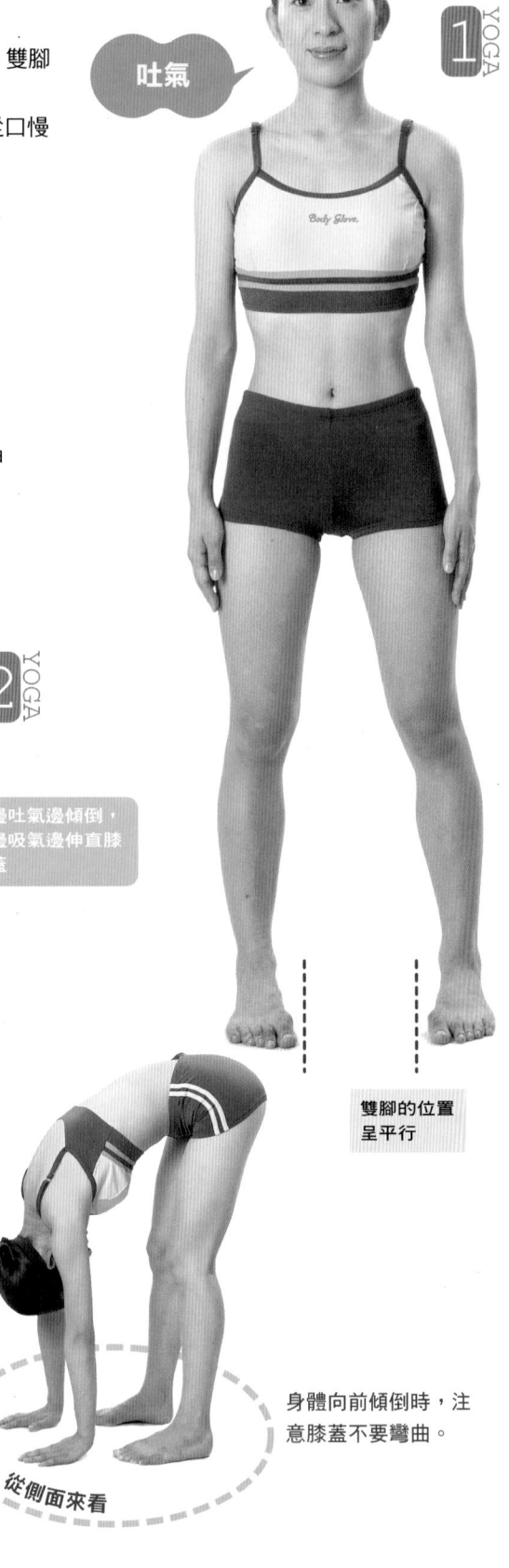

掃帚的姿勢

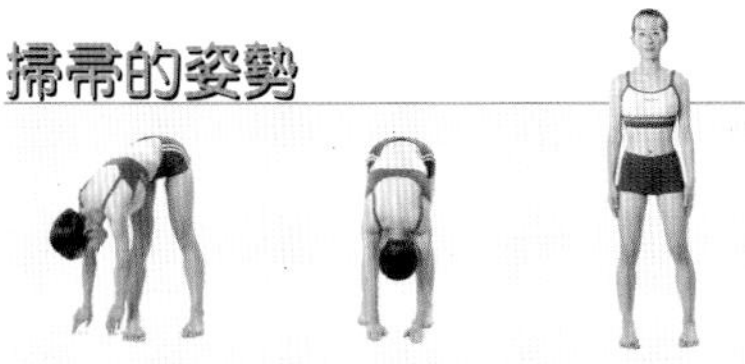

3 ◀◀◀

先把上身向右側扭轉，然後回到中央，接著再向左側扭轉。左右算1節，做3～5節。

呼吸法 邊從口吐氣邊扭轉上身，完全扭轉後做5次呼吸(「吸氣—吐氣」算1次呼吸)。

YOGA 3

Finish

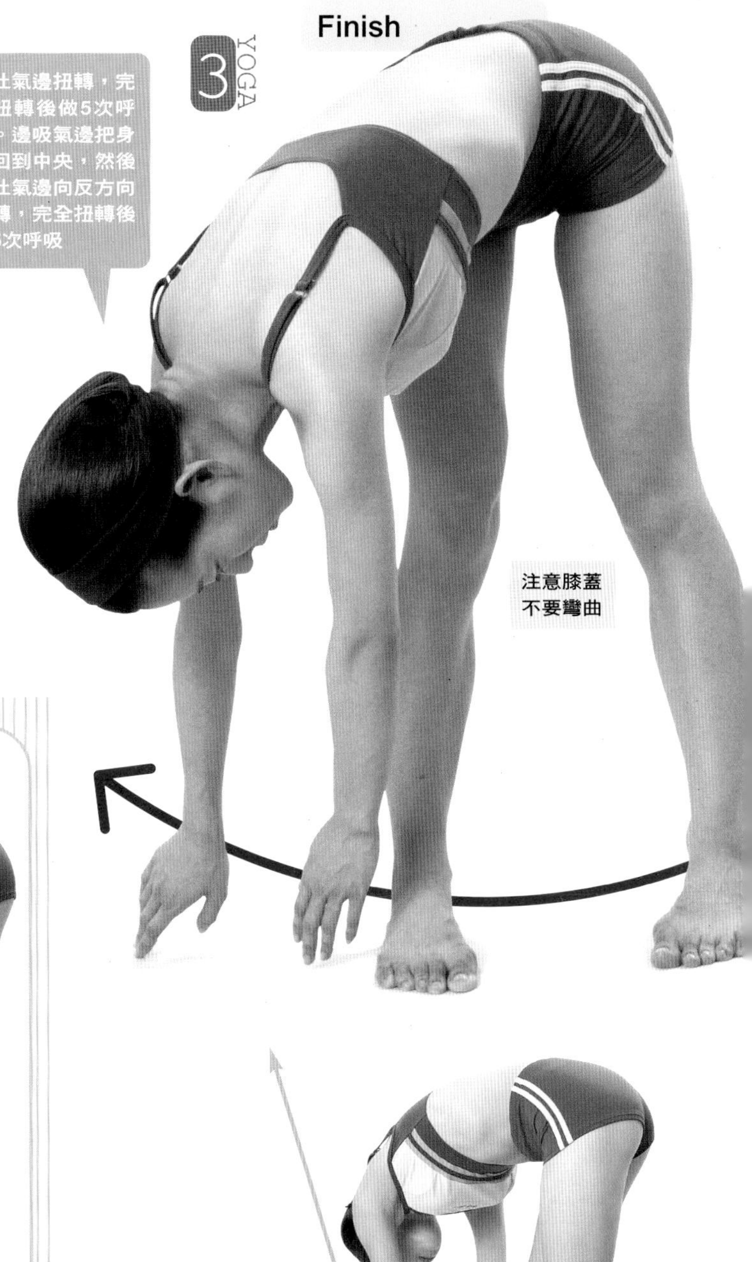
邊吐氣邊扭轉，完全扭轉後做5次呼吸。邊吸氣邊把身體回到中央，然後邊吐氣邊向反方向扭轉，完全扭轉後做5次呼吸

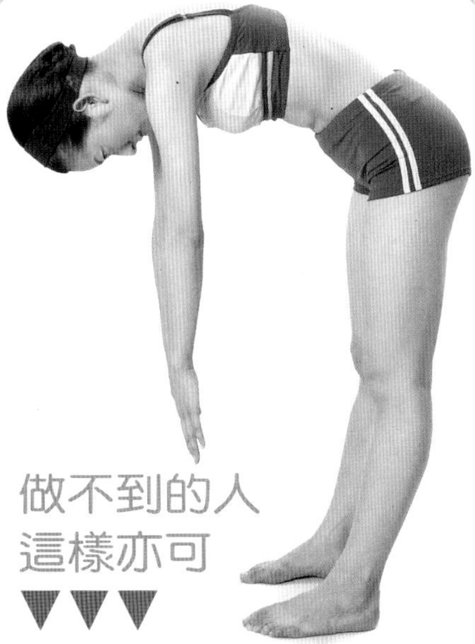

做不到的人這樣亦可

▼▼▼

有些人因身體僵硬，彎腰時雙手碰不到地板。這種人只要彎到極限即可。以此狀態把上身向左右扭轉也有充分效果。

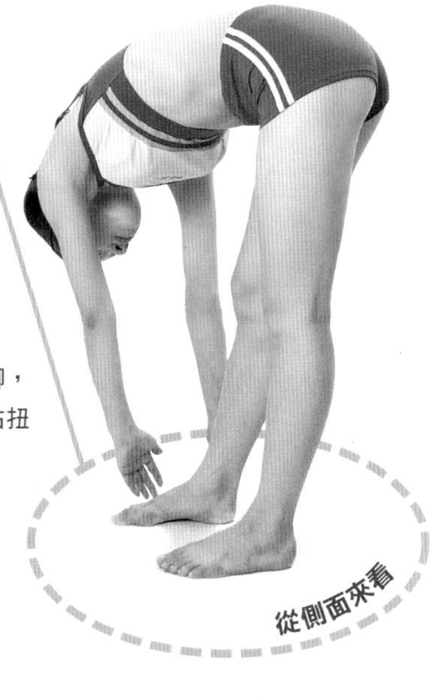

如圖般伸直雙腳，僅把上身向左右扭轉。

V字型扭轉的姿勢

YOGA 1

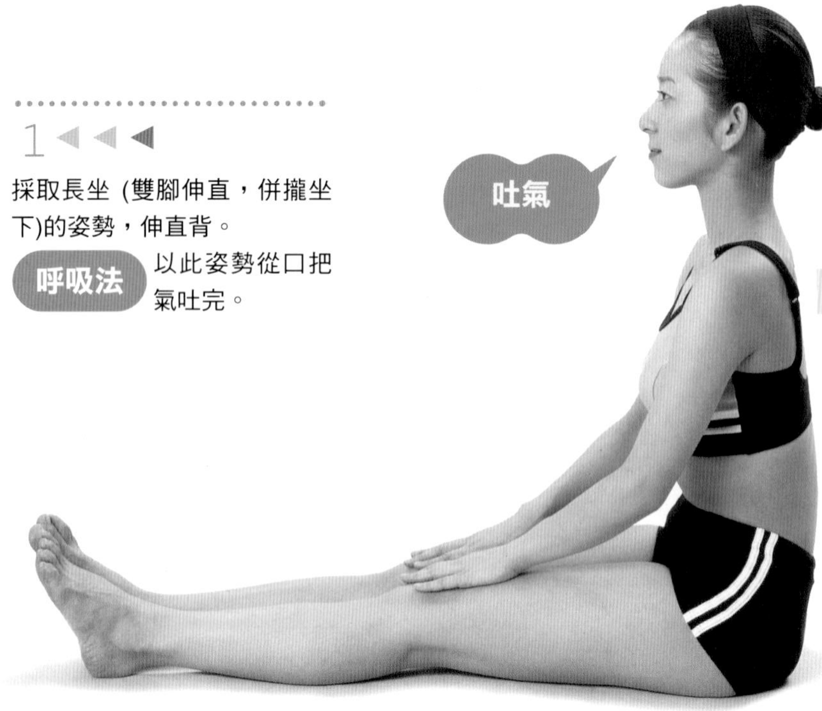

1

採取長坐 (雙腳伸直，併攏坐下)的姿勢，伸直背。

呼吸法 以此姿勢從口把氣吐完。

YOGA 2

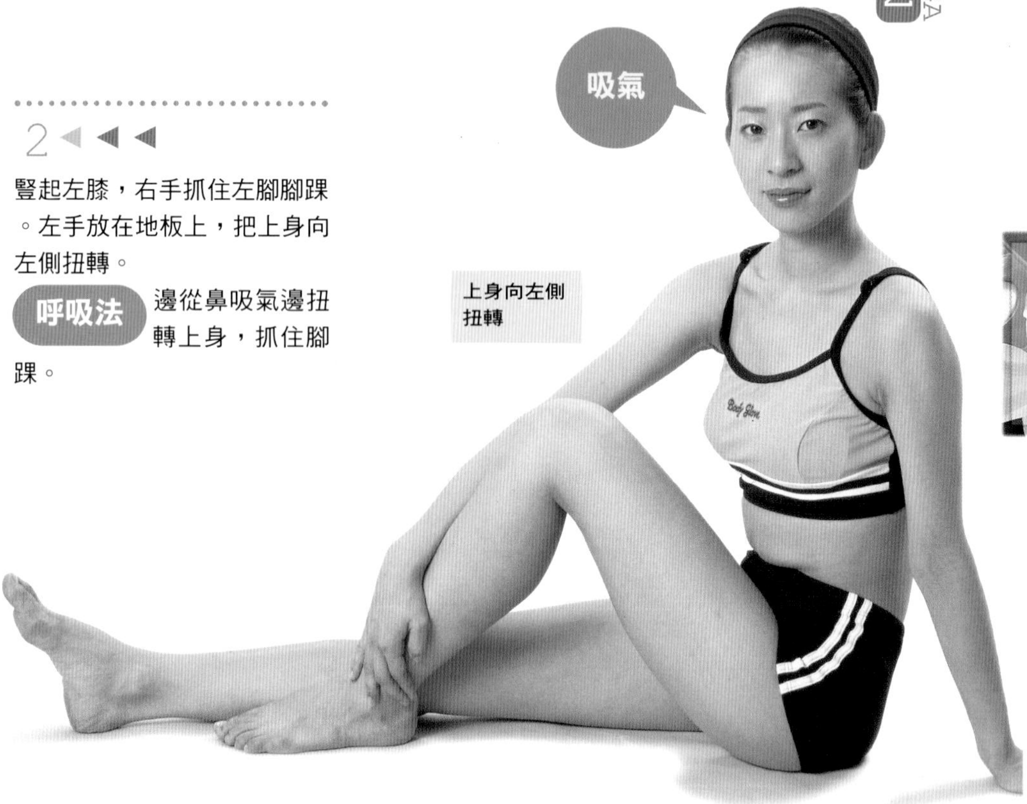

2

豎起左膝，右手抓住左腳腳踝。左手放在地板上，把上身向左側扭轉。

呼吸法 邊從鼻吸氣邊扭轉上身，抓住腳踝。

V字型扭轉的姿勢

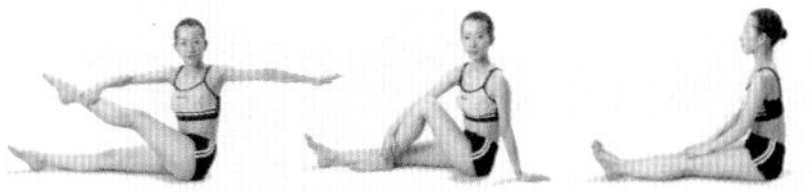

YOGA 3

手伸到肩的高度

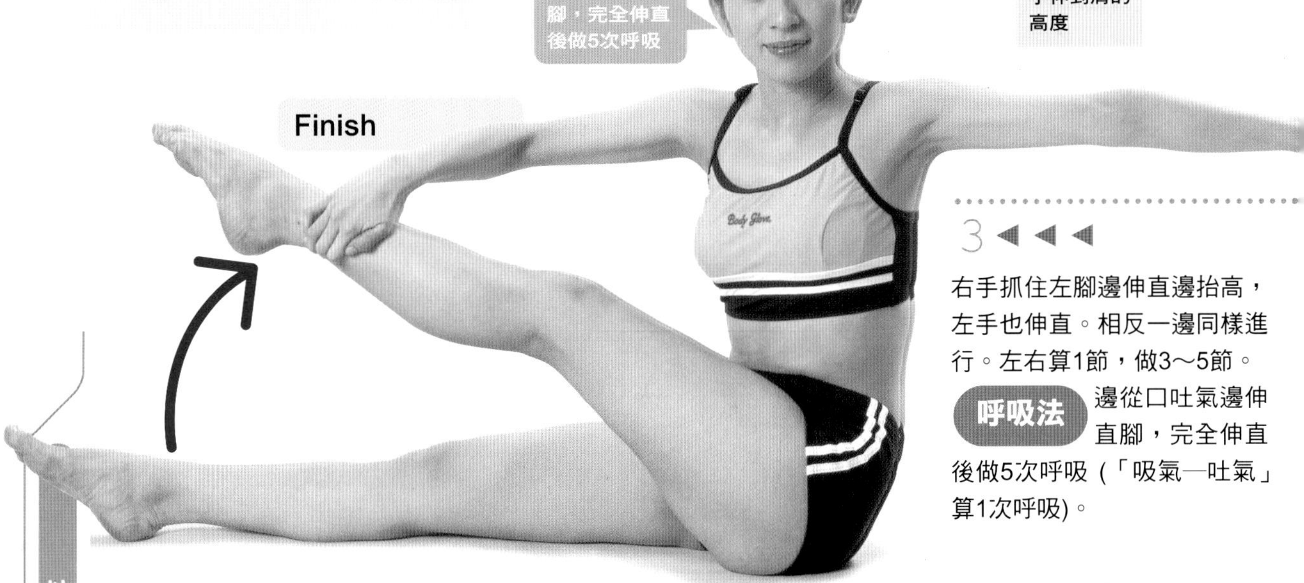
邊吐氣邊伸直腳，完全伸直後做5次呼吸
Finish

3 ◀◀◀

右手抓住左腳邊伸直邊抬高，左手也伸直。相反一邊同樣進行。左右算1節，做3～5節。

呼吸法 邊從口吐氣邊伸直腳，完全伸直後做5次呼吸（「吸氣—吐氣」算1次呼吸)。

做不到的人這樣亦可 ▼▼▼

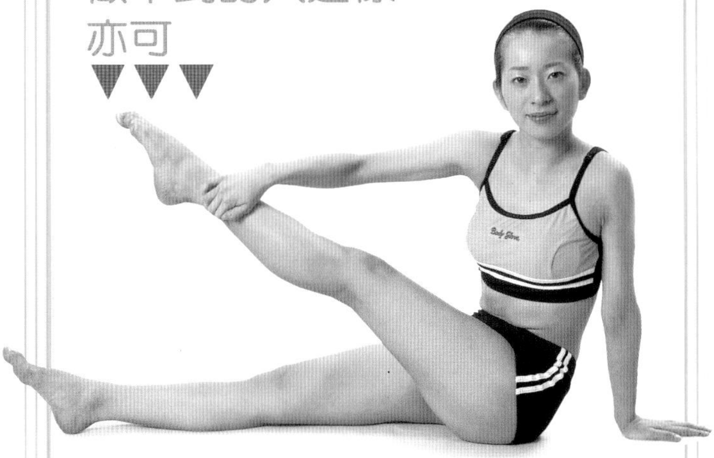

有些人以伸直手的狀態很難保持平衡。這些人把一手放在地板上支撐上身來抬高腳也有充分效果。

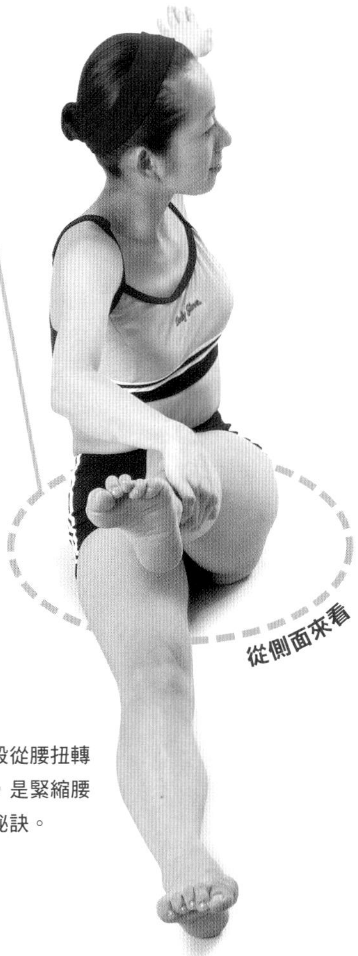
從側面來看

如圖般從腰扭轉上身，是緊縮腰部的秘訣。

針對臀部的姿勢

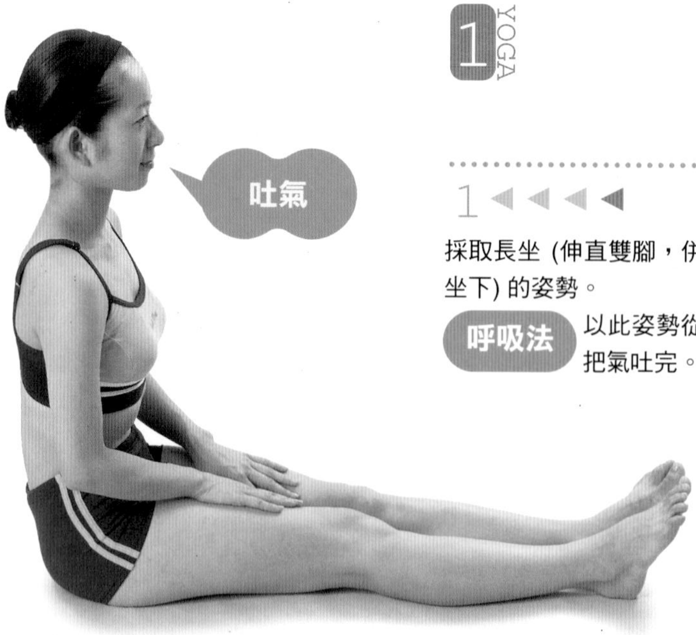

1

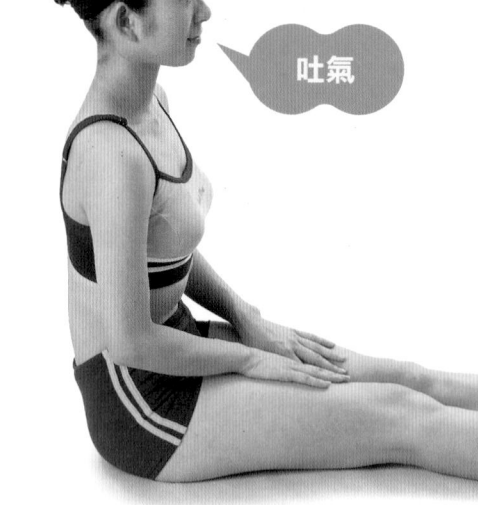

採取長坐 (伸直雙腳，併攏坐下) 的姿勢。

呼吸法 以此姿勢從口把氣吐完。

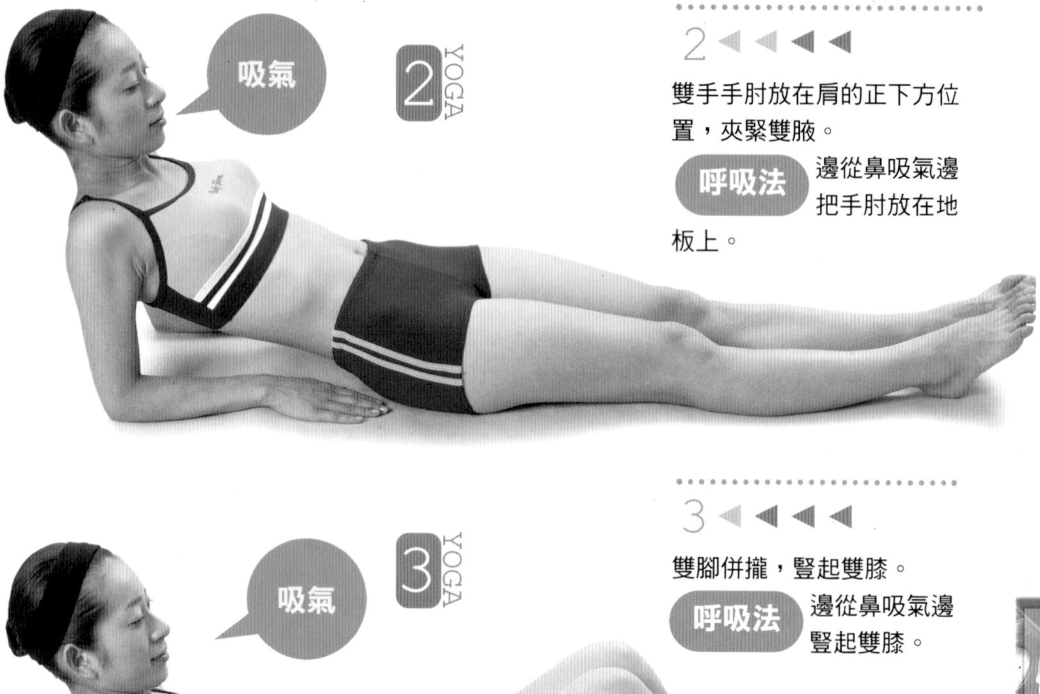

2

雙手手肘放在肩的正下方位置，夾緊雙腋。

呼吸法 邊從鼻吸氣邊把手肘放在地板上。

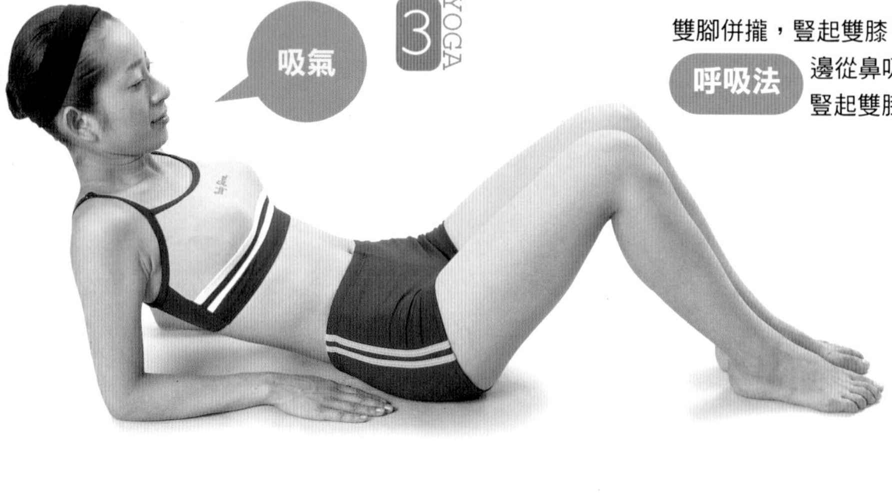

3

雙腳併攏，豎起雙膝。

呼吸法 邊從鼻吸氣邊豎起雙膝。

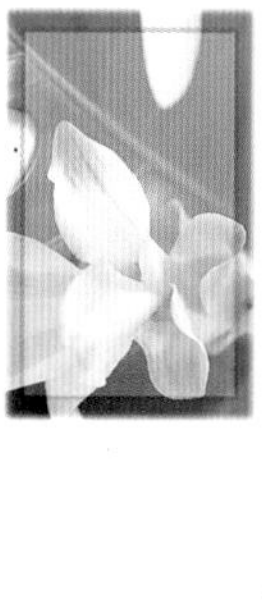

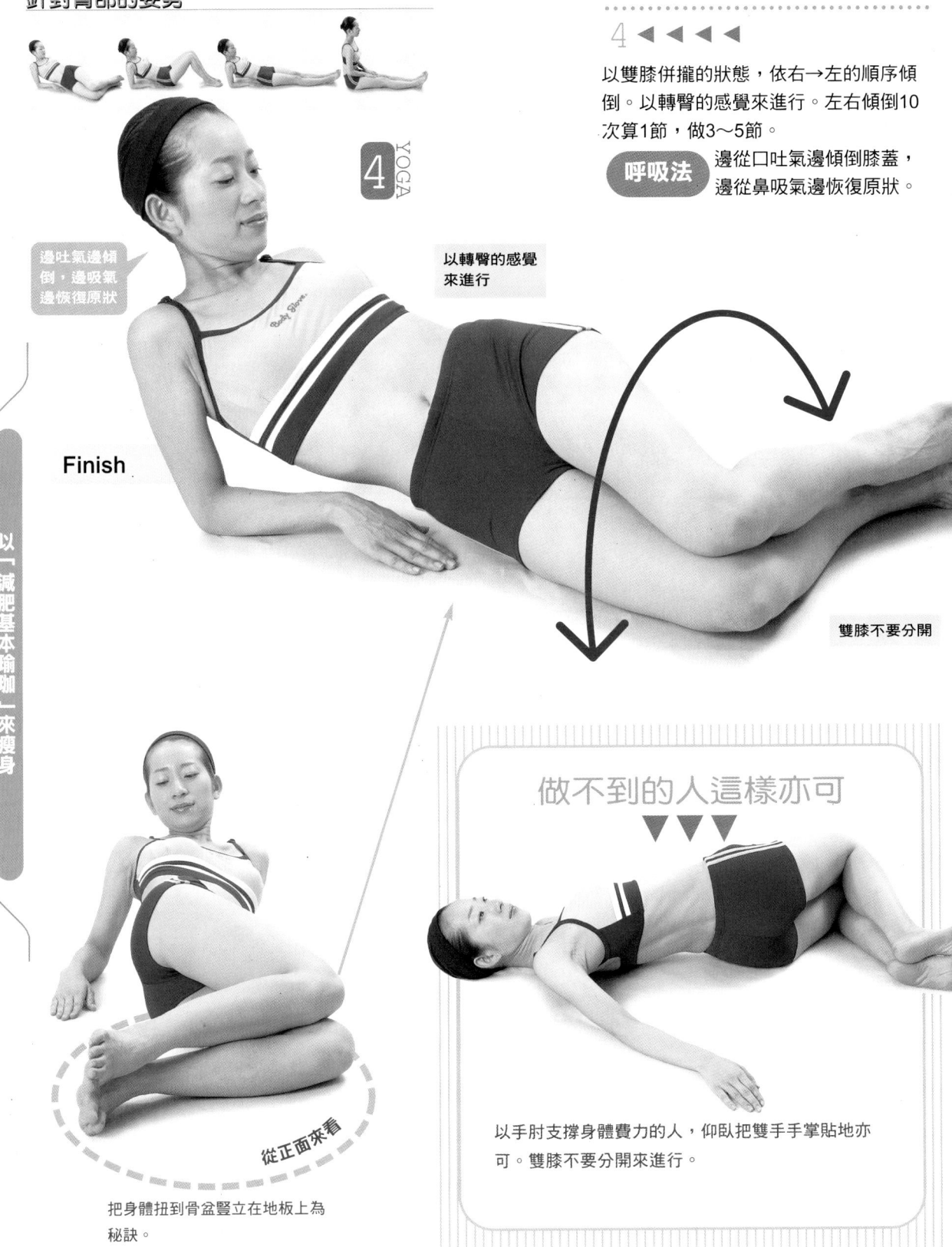

YOGA 4

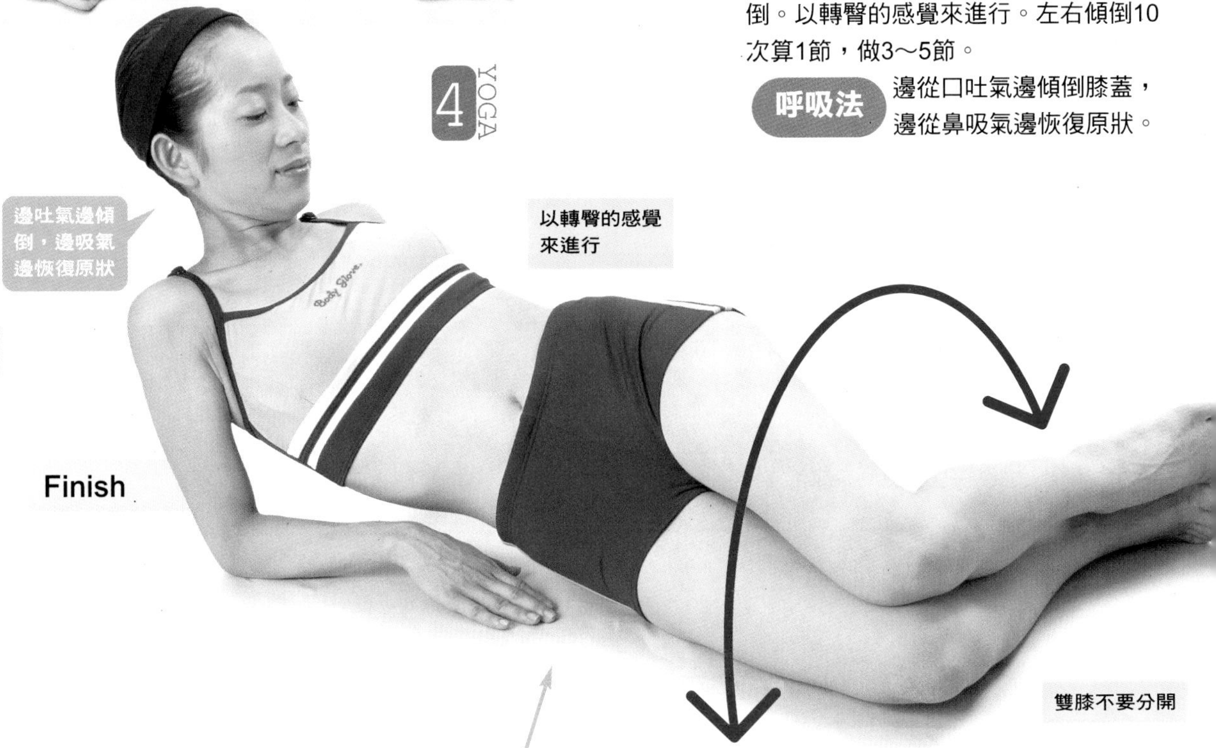

4 ◀◀◀◀

以雙膝併攏的狀態，依右→左的順序傾倒。以轉臀的感覺來進行。左右傾倒10次算1節，做3～5節。

呼吸法 邊從口吐氣邊傾倒膝蓋，邊從鼻吸氣邊恢復原狀。

把身體扭到骨盆豎立在地板上為秘訣。

做不到的人這樣亦可

▼▼▼

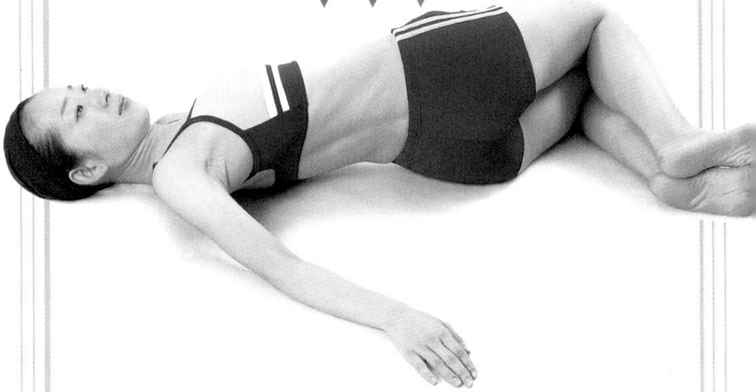

以手肘支撐身體費力的人，仰臥把雙手手掌貼地亦可。雙膝不要分開來進行。

分度器的姿勢

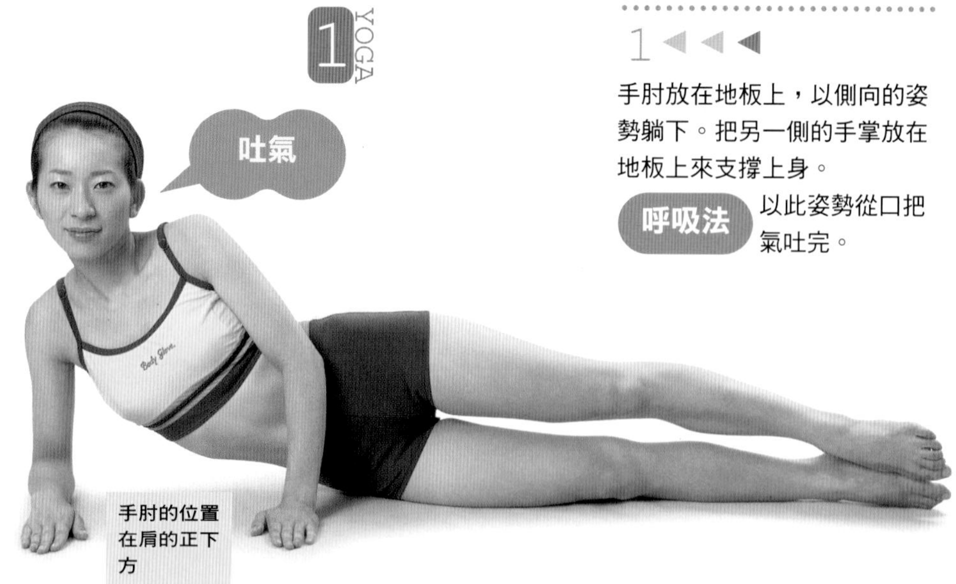
YOGA 1
吐氣
手肘的位置在肩的正下方

1

手肘放在地板上，以側向的姿勢躺下。把另一側的手掌放在地板上來支撐上身。

呼吸法 以此姿勢從口把氣吐完。

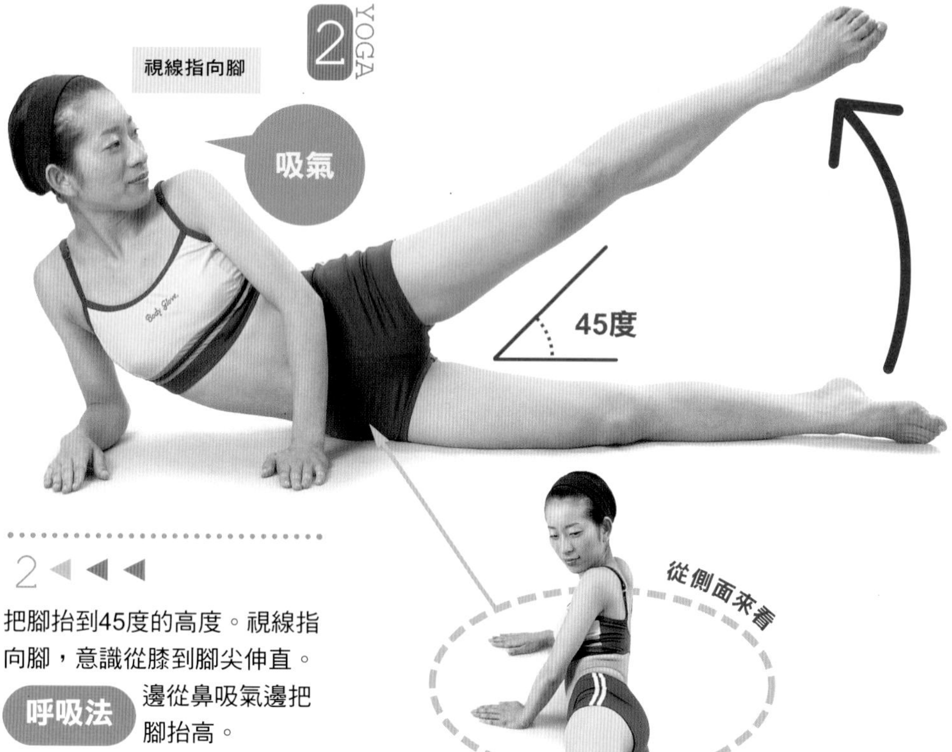
YOGA 2
視線指向腳
吸氣
45度

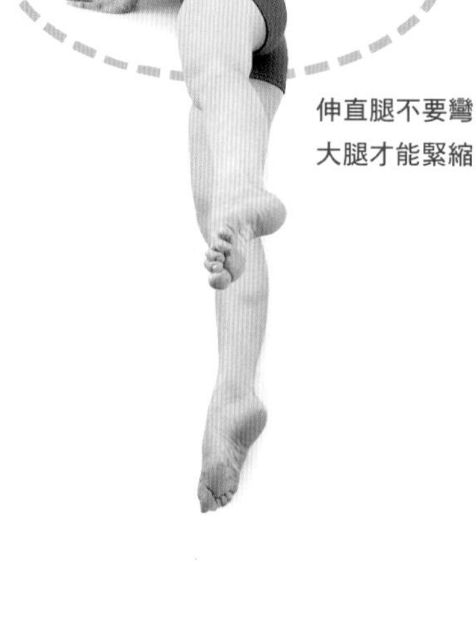
從側面來看
伸直腿不要彎曲，
大腿才能緊縮。

2

把腳抬到45度的高度。視線指向腳，意識從膝到腳尖伸直。

呼吸法 邊從鼻吸氣邊把腳抬高。

分度器的姿勢

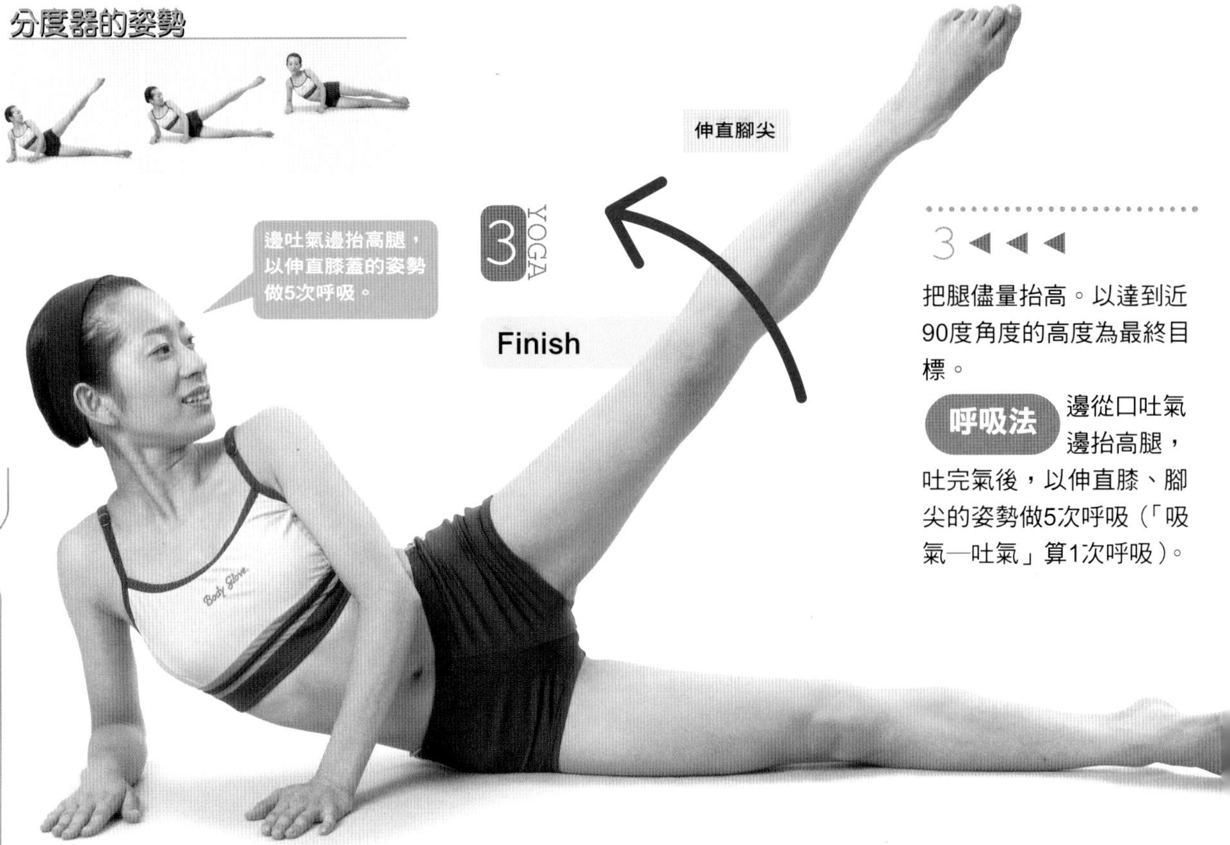

3 ◀◀◀

把腿儘量抬高。以達到近90度角度的高度為最終目標。

呼吸法 邊從口吐氣邊抬高腿，吐完氣後，以伸直膝、腳尖的姿勢做5次呼吸（「吸氣—吐氣」算1次呼吸）。

錯誤事例

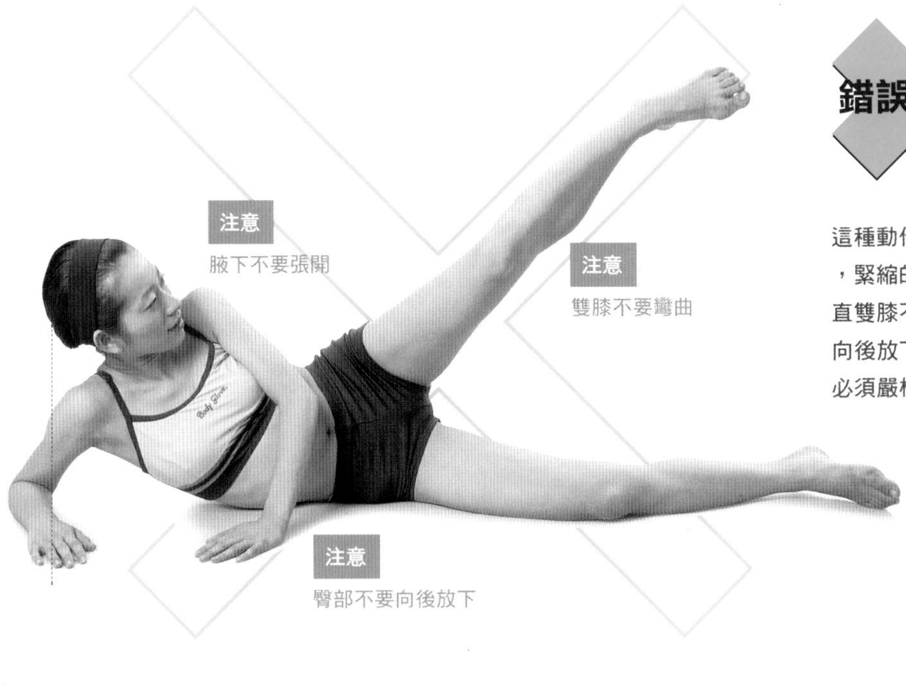
注意
腋下不要張開
注意
雙膝不要彎曲
注意
臀部不要向後放下

這種動作如果不遵守下列事項，緊縮的效果就會減低。①伸直雙膝不要彎曲　②臀部不要向後放下　③腋下不要張開。必須嚴格加以遵守。

腳尖站立的變形姿勢

YOGA 1

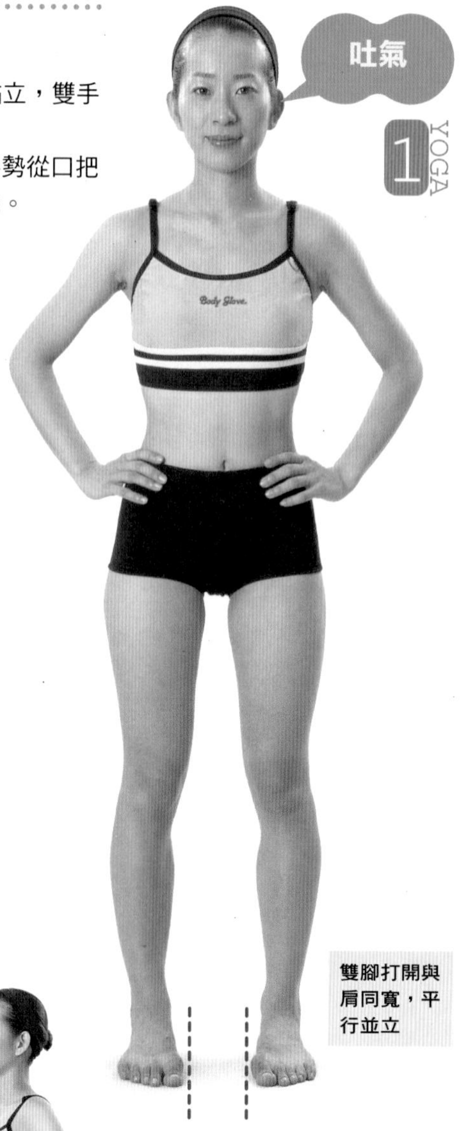

1

雙腳打開與肩同寬站立，雙手叉腰。

呼吸法 以此姿勢從口把氣吐完。

YOGA 2

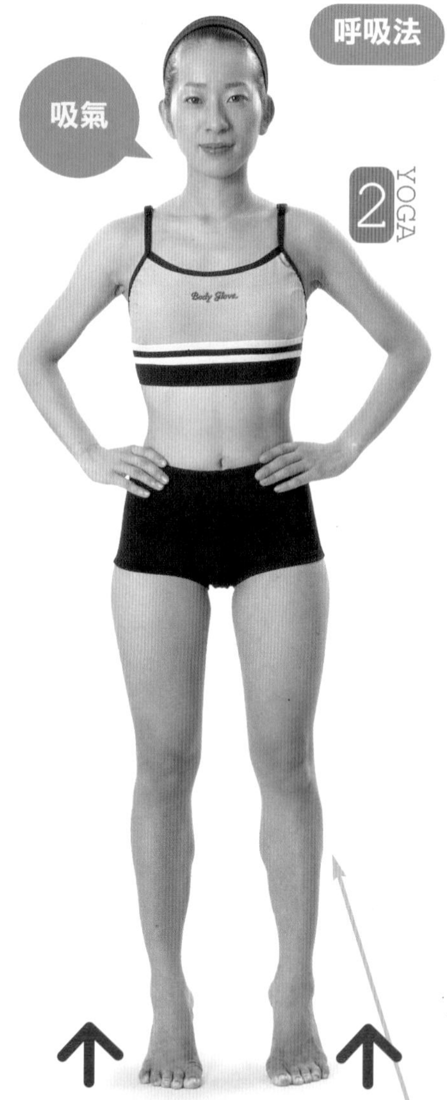

2

把雙腳腳跟儘量抬高。此時膝蓋不要彎曲。此外也不要變成前傾姿勢。

呼吸法 邊從鼻吸氣邊抬高腳跟。

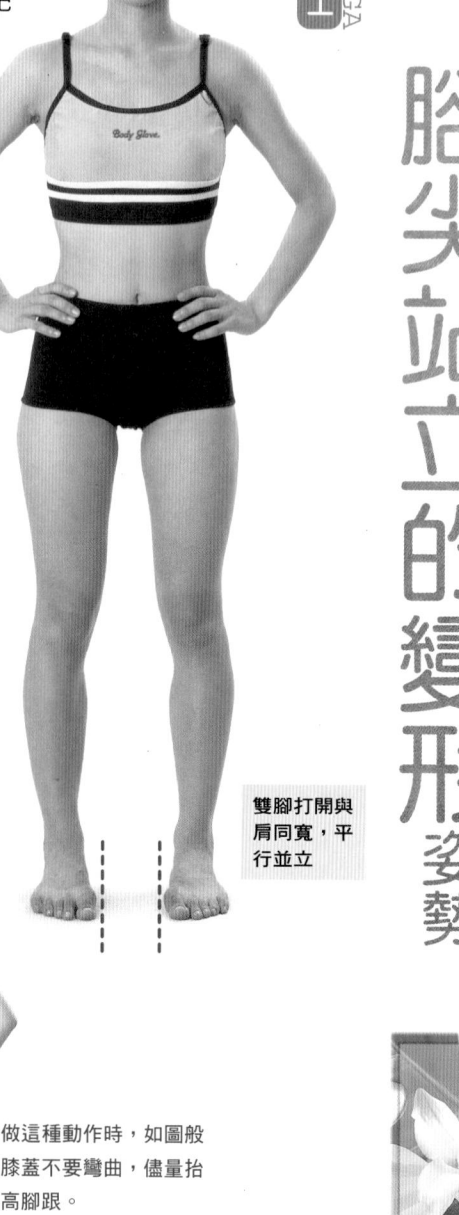

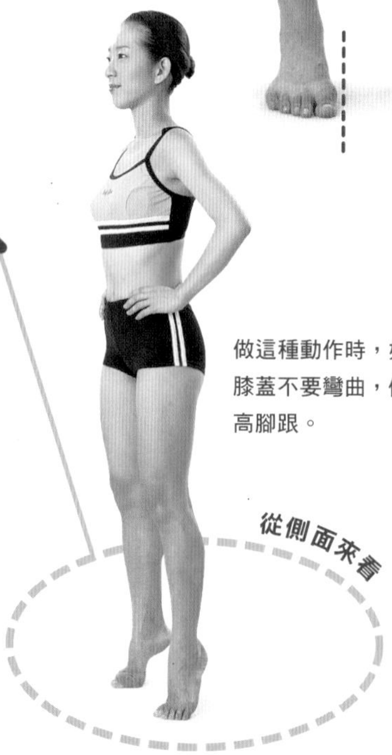

做這種動作時，如圖般膝蓋不要彎曲，儘量抬高腳跟。

腳尖站立的變形姿勢

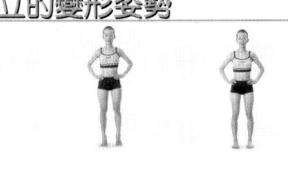

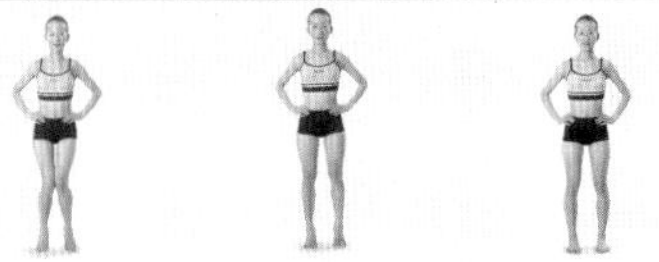

3 ◀◀◀

彎曲雙膝，併攏。腰、背挺直站立。

呼吸法 邊從口吐氣邊彎曲膝蓋併攏，以此姿勢做5次呼吸（「吸氣—吐氣」算1次呼吸）。

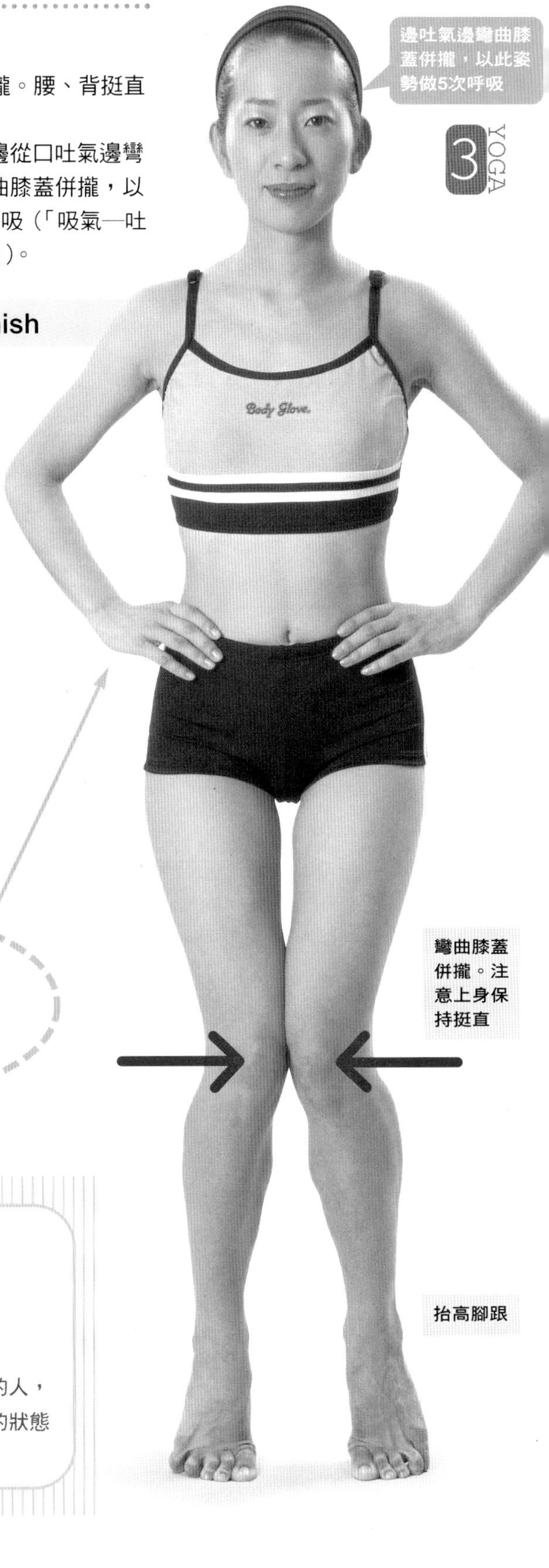

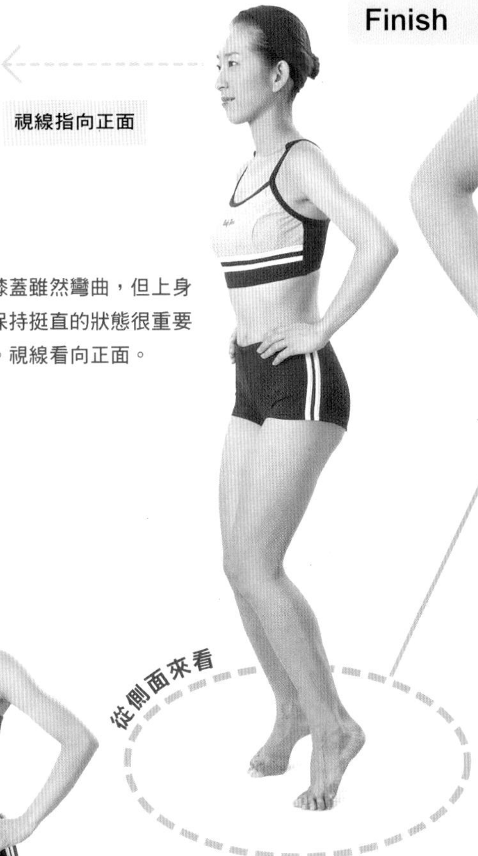

膝蓋雖然彎曲，但上身保持挺直的狀態很重要。視線看向正面。

以「基本減肥瑜珈」來瘦身

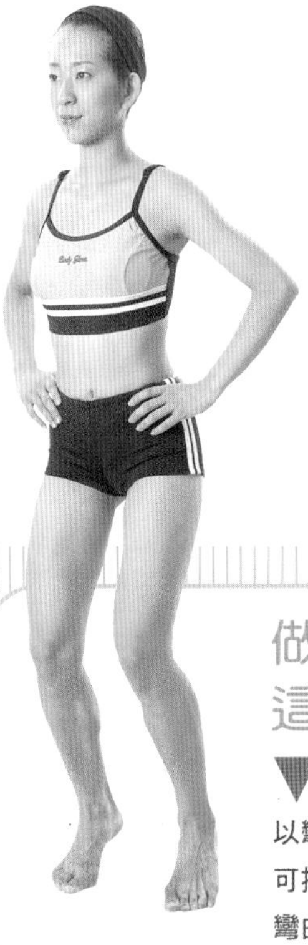

做不到的人這樣亦可

▼▼▼

以彎曲膝蓋的狀態很難保持平衡的人，可採取圖中的姿勢。以抬高腳跟的狀態彎曲膝蓋也能獲得充分效果。

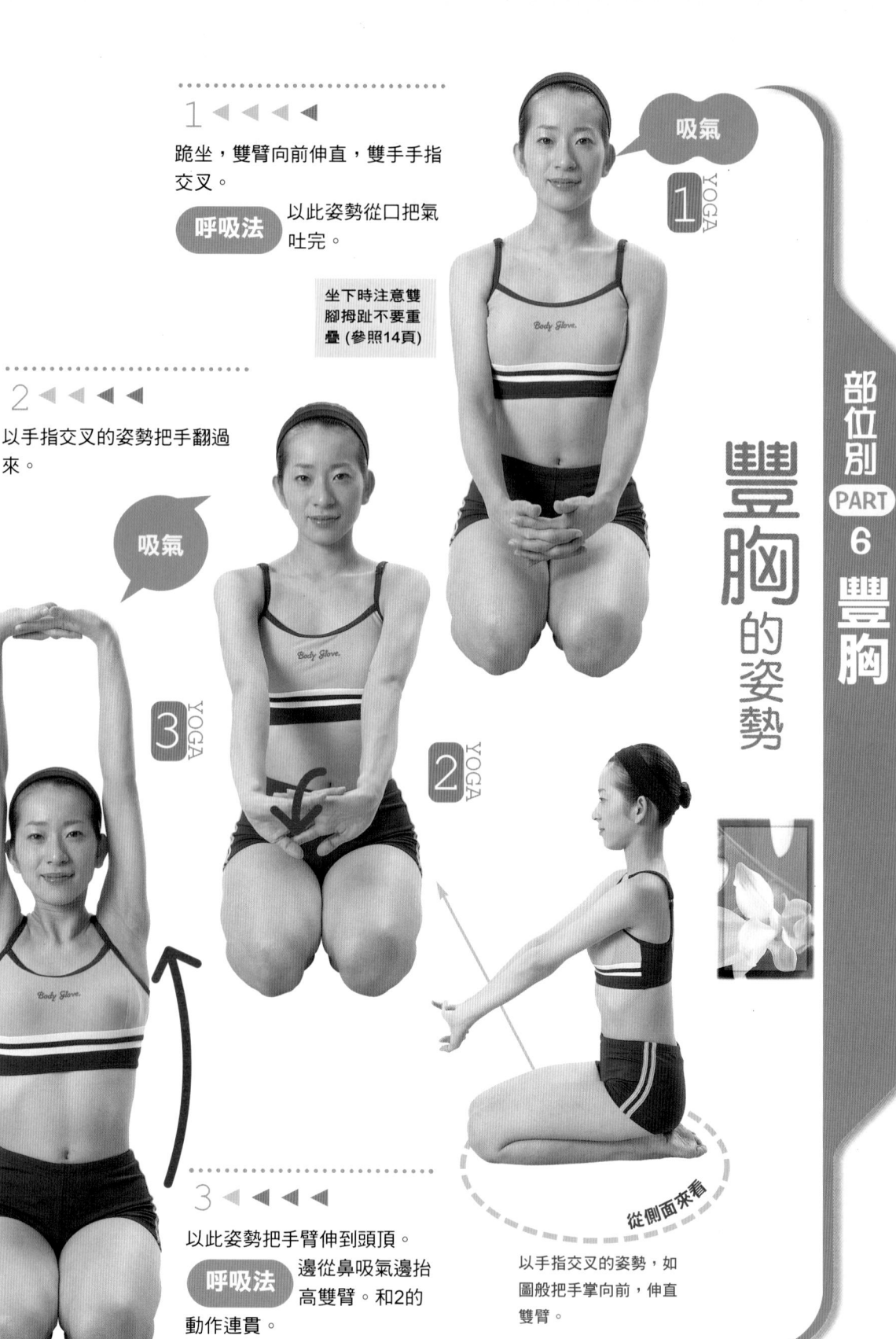

豐胸的姿勢

1

跪坐，雙臂向前伸直，雙手手指交叉。

呼吸法 以此姿勢從口把氣吐完。

坐下時注意雙腳拇趾不要重疊 (參照14頁)

2

以手指交叉的姿勢把手翻過來。

以手指交叉的姿勢，如圖般把手掌向前，伸直雙臂。

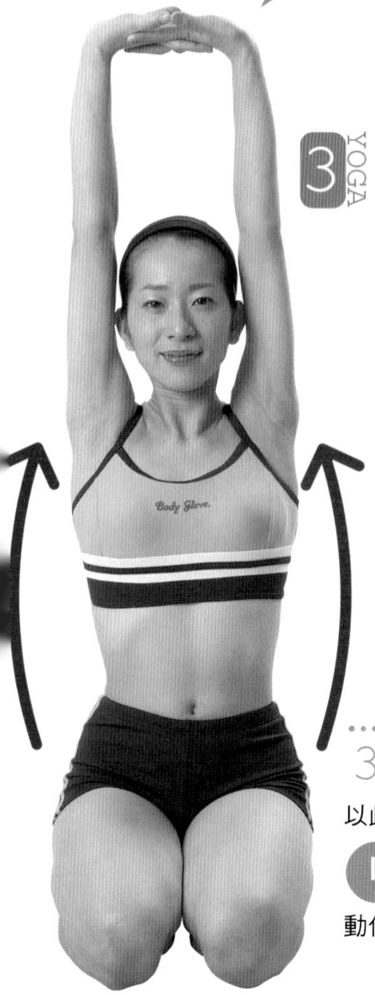

3

以此姿勢把手臂伸到頭頂。

呼吸法 邊從鼻吸氣邊抬高雙臂。和2的動作連貫。

豐胸的姿勢

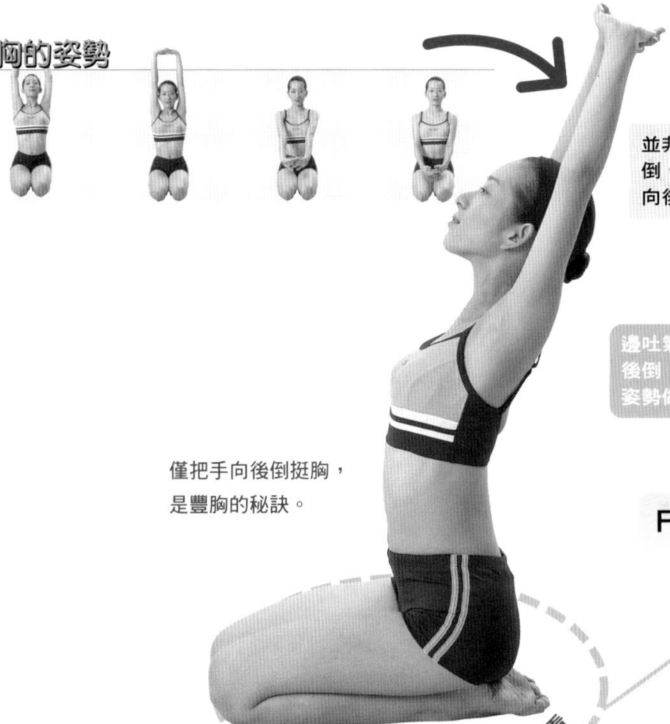
並非把上身向後倒，而是把手臂向後倒
僅把手向後倒挺胸，是豐胸的秘訣。
從側面來看

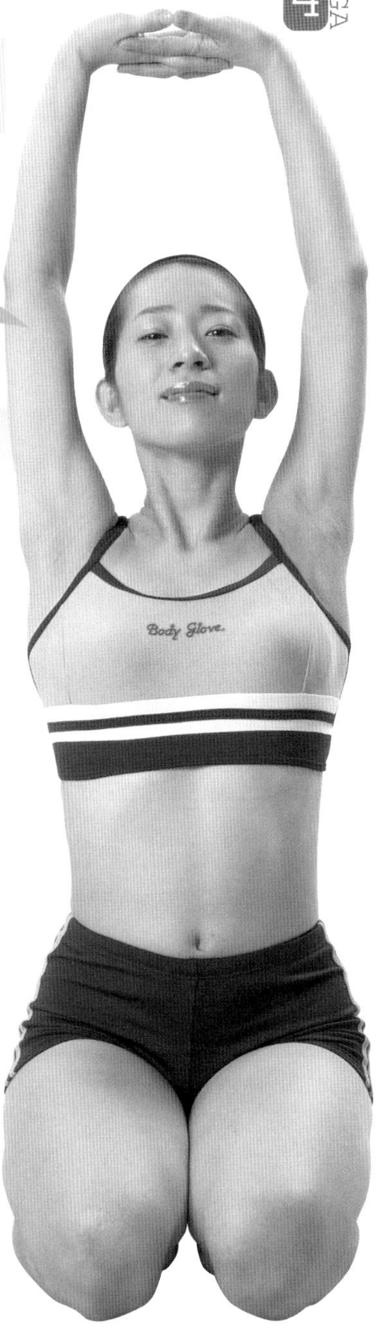
YOGA 4
邊吐氣邊把手向後倒，以挺胸的姿勢做5次呼吸
Finish

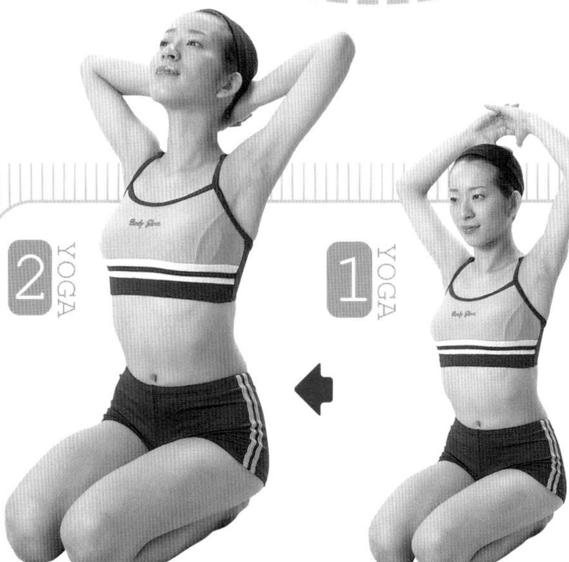

做不到的人這樣亦可

有些人因手腕僵硬而無法做旋轉手腕動作。這種人可採取以下的動作。①跪坐，雙手普通交叉，放在後頭部（圖1），②然後刻意張開手肘，儘量把胸向前突出（圖2）。只需如此就有充分效果。

4

把手臂向後傾倒，胸向前突出。

呼吸法 邊從口吐氣邊把手向後傾，以挺胸的姿勢做5次呼吸（「吸氣—吐氣」算1次呼吸）。

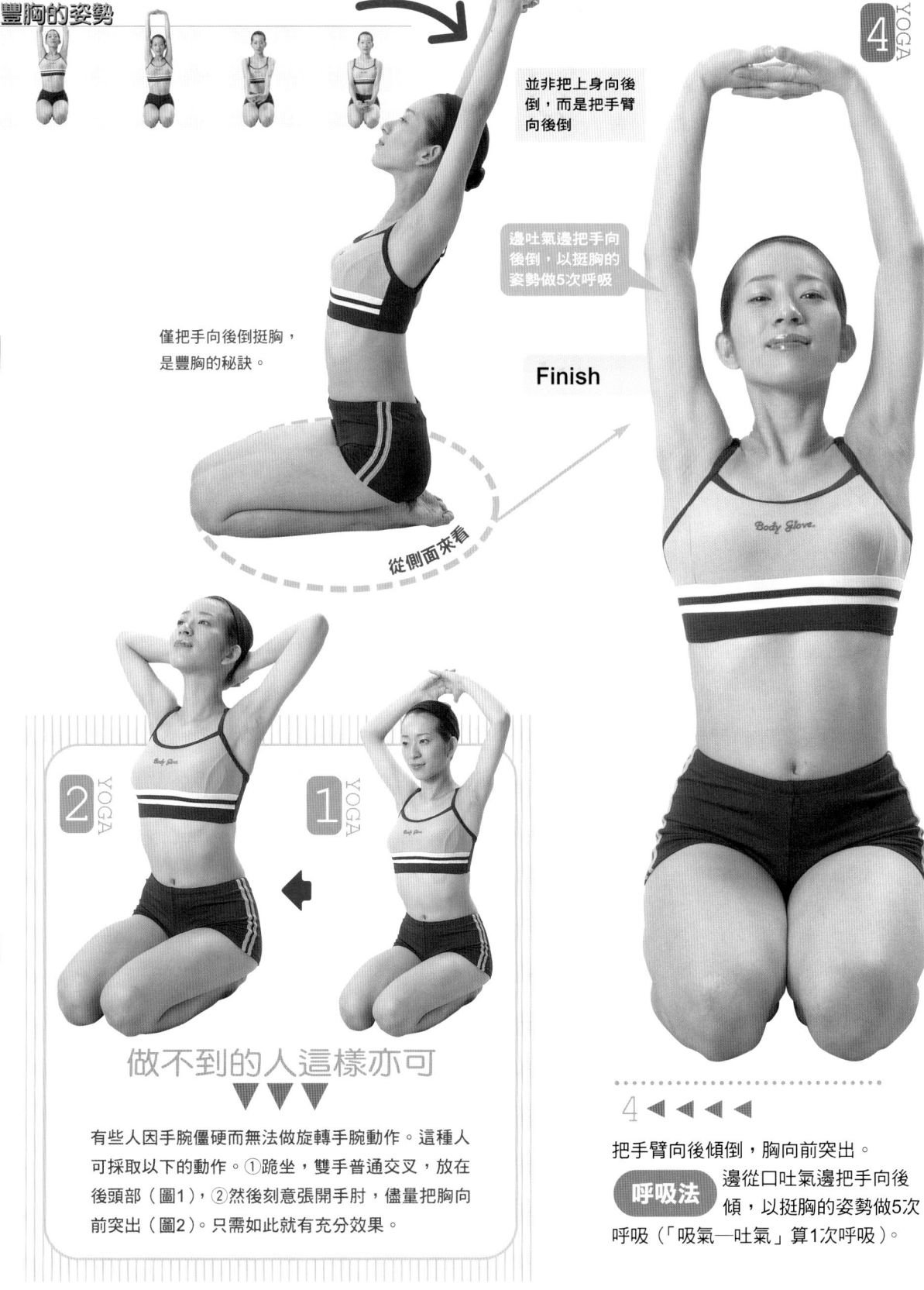

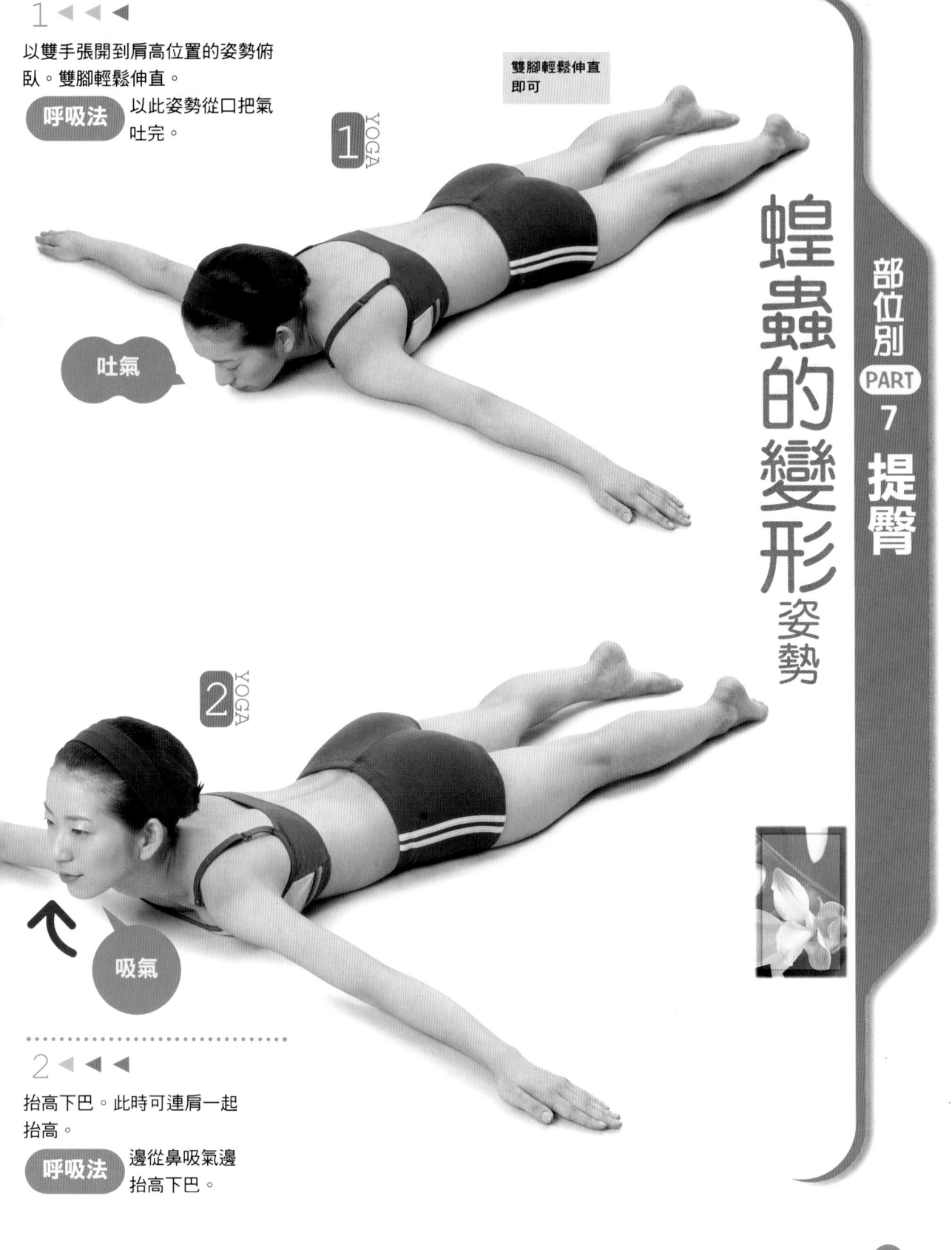

蝗蟲的變形姿勢

1

以雙手張開到肩高位置的姿勢俯臥。雙腳輕鬆伸直。

呼吸法 以此姿勢從口把氣吐完。

雙腳輕鬆伸直即可

YOGA 1

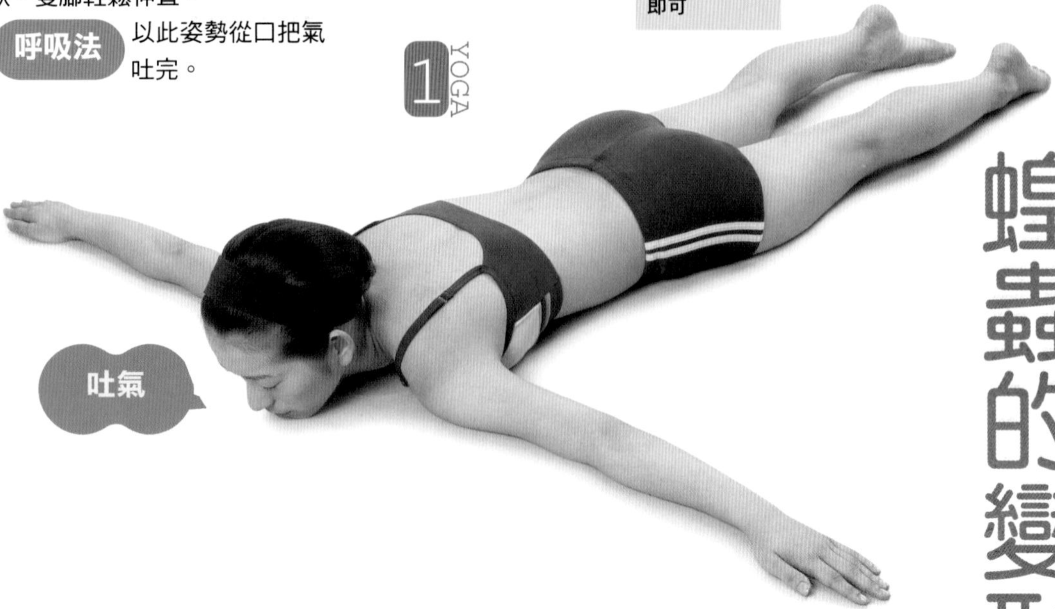

YOGA 2

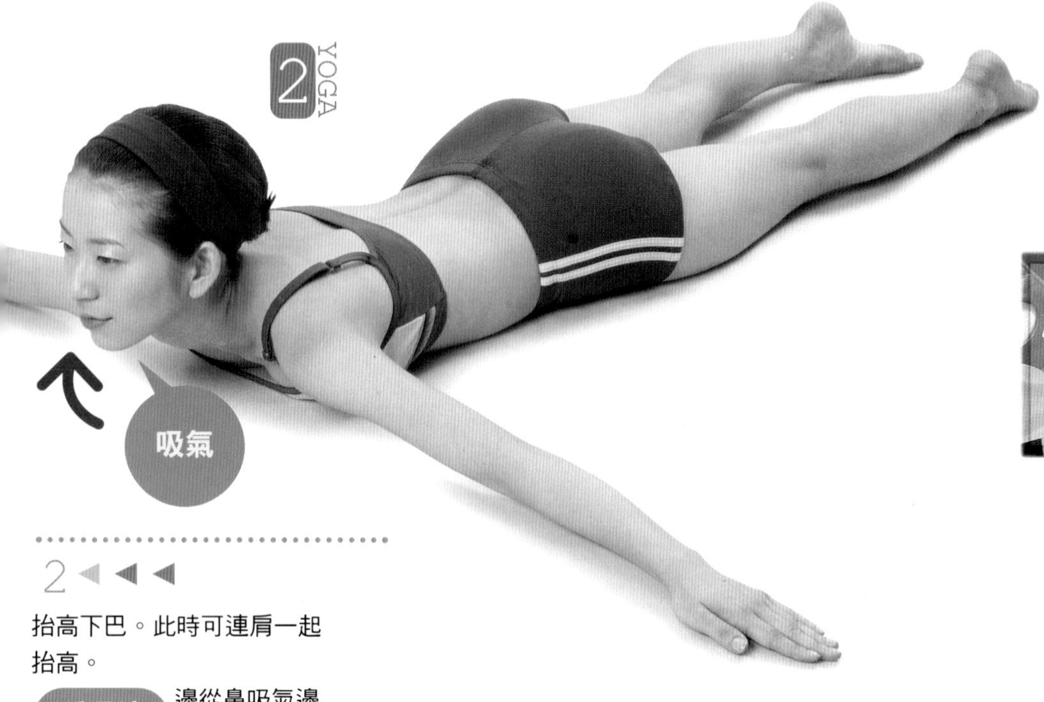

2

抬高下巴。此時可連肩一起抬高。

呼吸法 邊從鼻吸氣邊抬高下巴。

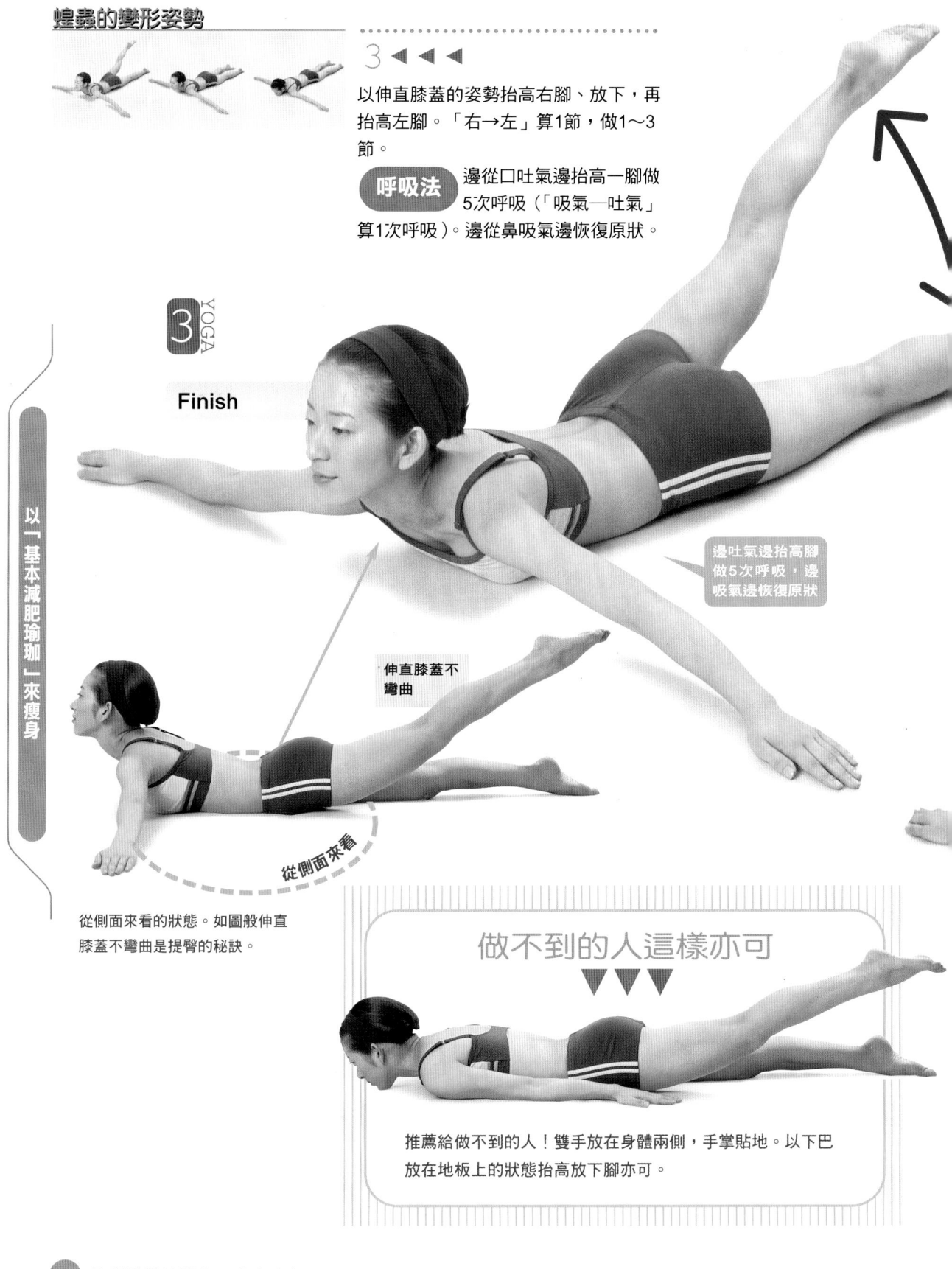

蝗蟲的變形姿勢

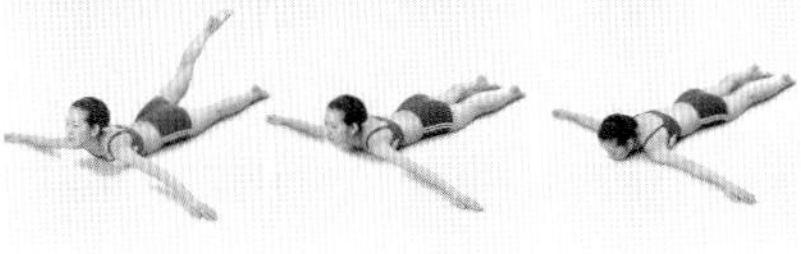

3 ◀◀◀

以伸直膝蓋的姿勢抬高右腳、放下，再抬高左腳。「右→左」算1節，做1～3節。

呼吸法 邊從口吐氣邊抬高一腳做5次呼吸（「吸氣—吐氣」算1次呼吸）。邊從鼻吸氣邊恢復原狀。

YOGA 3

Finish

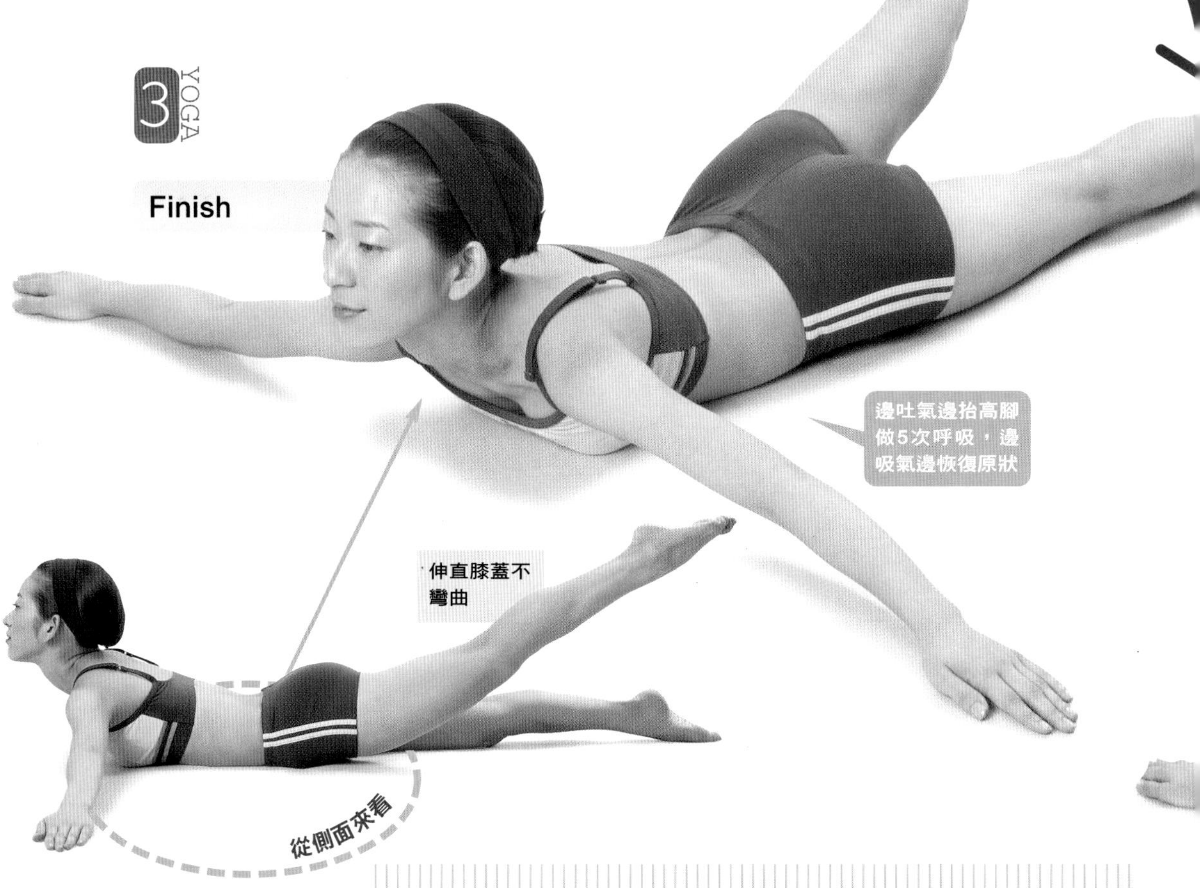
邊吐氣邊抬高腳做5次呼吸，邊吸氣邊恢復原狀
伸直膝蓋不彎曲
從側面來看

從側面來看的狀態。如圖般伸直膝蓋不彎曲是提臀的秘訣。

做不到的人這樣亦可

▼▼▼

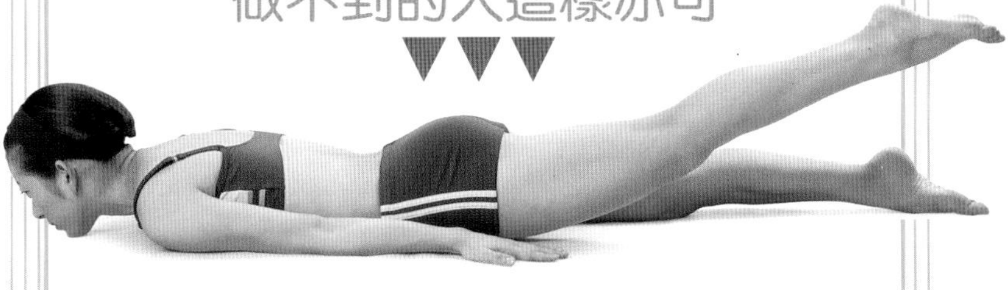

推薦給做不到的人！雙手放在身體兩側，手掌貼地。以下巴放在地板上的狀態抬高放下腳亦可。

回頭姿勢

YOGA 1

1

雙腳打開與肩同寬站立，拇指壓在手掌中握拳。雙手伸直，抬到肩的高度。

呼吸法 邊從鼻吸氣邊抬高手。

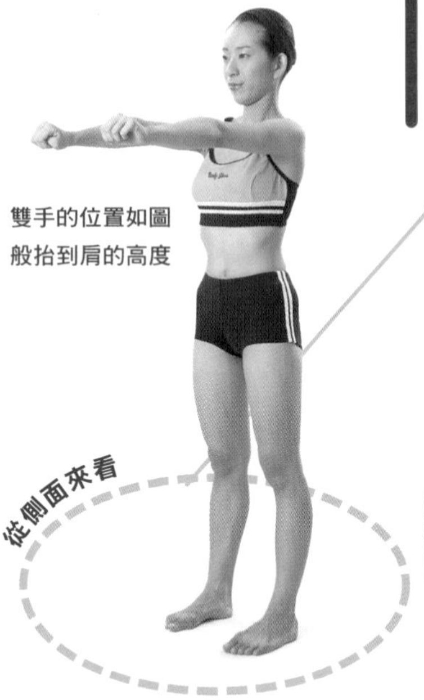

雙手的位置如圖般抬到肩的高度

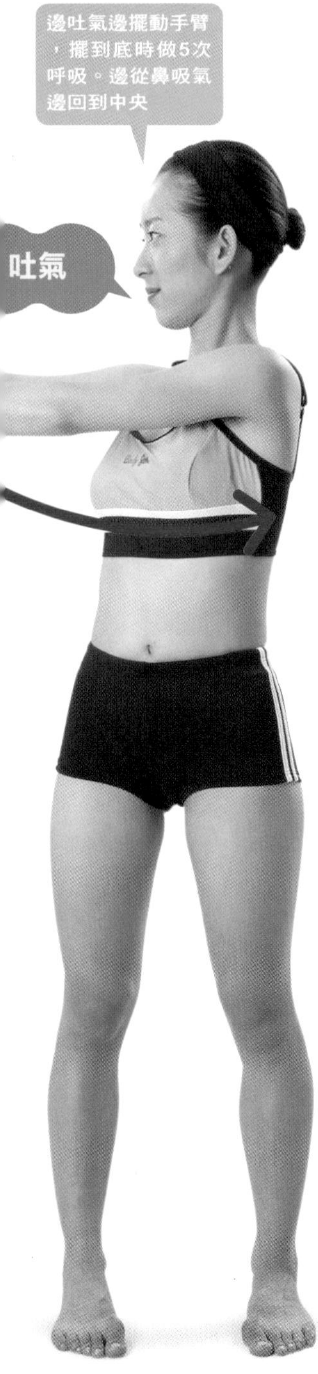
邊吐氣邊擺動手臂，擺到底時做5次呼吸。邊從鼻吸氣邊回到中央
吐氣

YOGA 2

2

保持肩的高度，把手臂向右側擺動。擺到底時先回到中央。

呼吸法 邊從口吐氣邊擺動手臂，擺到底時做5次呼吸（「吸氣─吐氣」算1次呼吸）。邊吸氣邊回到中央。

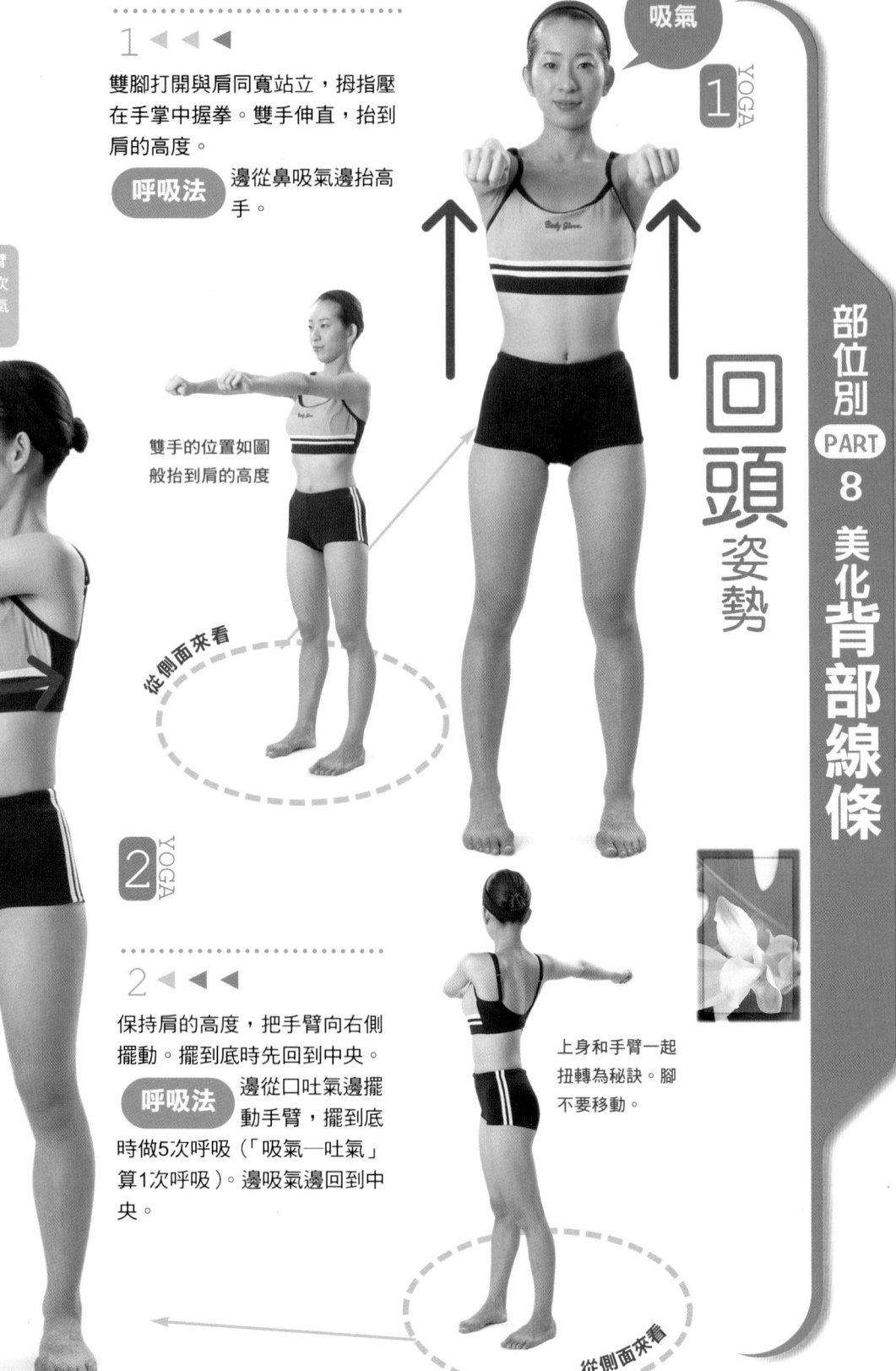

上身和手臂一起扭轉為秘訣。腳不要移動。

回頭的姿勢

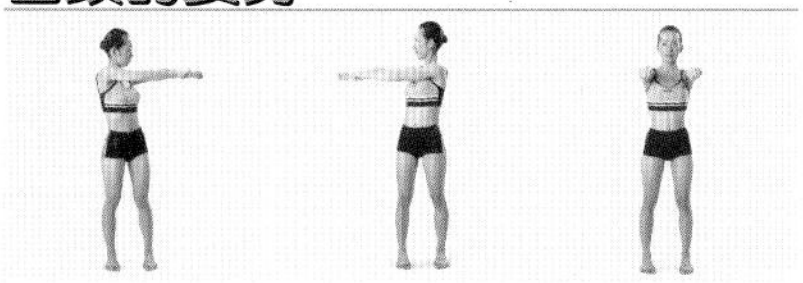

3 YOGA

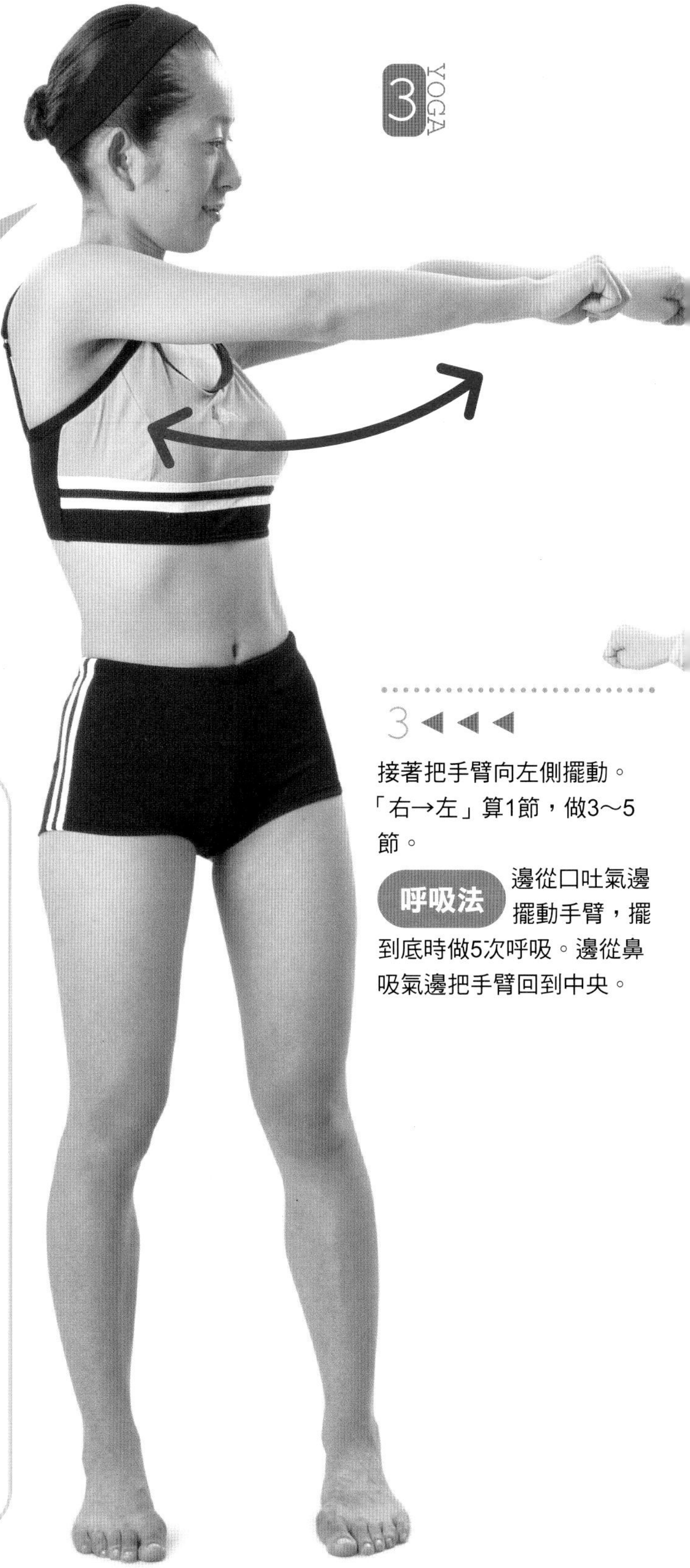

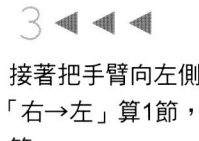

3 ◀◀◀

接著把手臂向左側擺動。「右→左」算1節，做3～5節。

呼吸法 邊從口吐氣邊擺動手臂，擺到底時做5次呼吸。邊從鼻吸氣邊把手臂回到中央。

以「基本減肥瑜珈」來瘦身

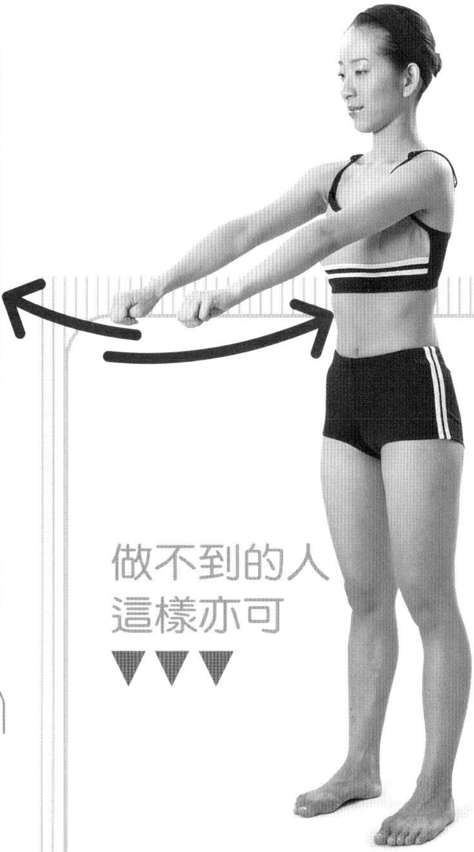

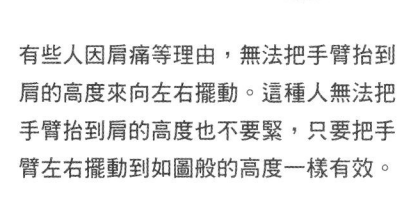

做不到的人這樣亦可

▼▼▼

有些人因肩痛等理由，無法把手臂抬到肩的高度來向左右擺動。這種人無法把手臂抬到肩的高度也不要緊，只要把手臂左右擺動到如圖般的高度一樣有效。

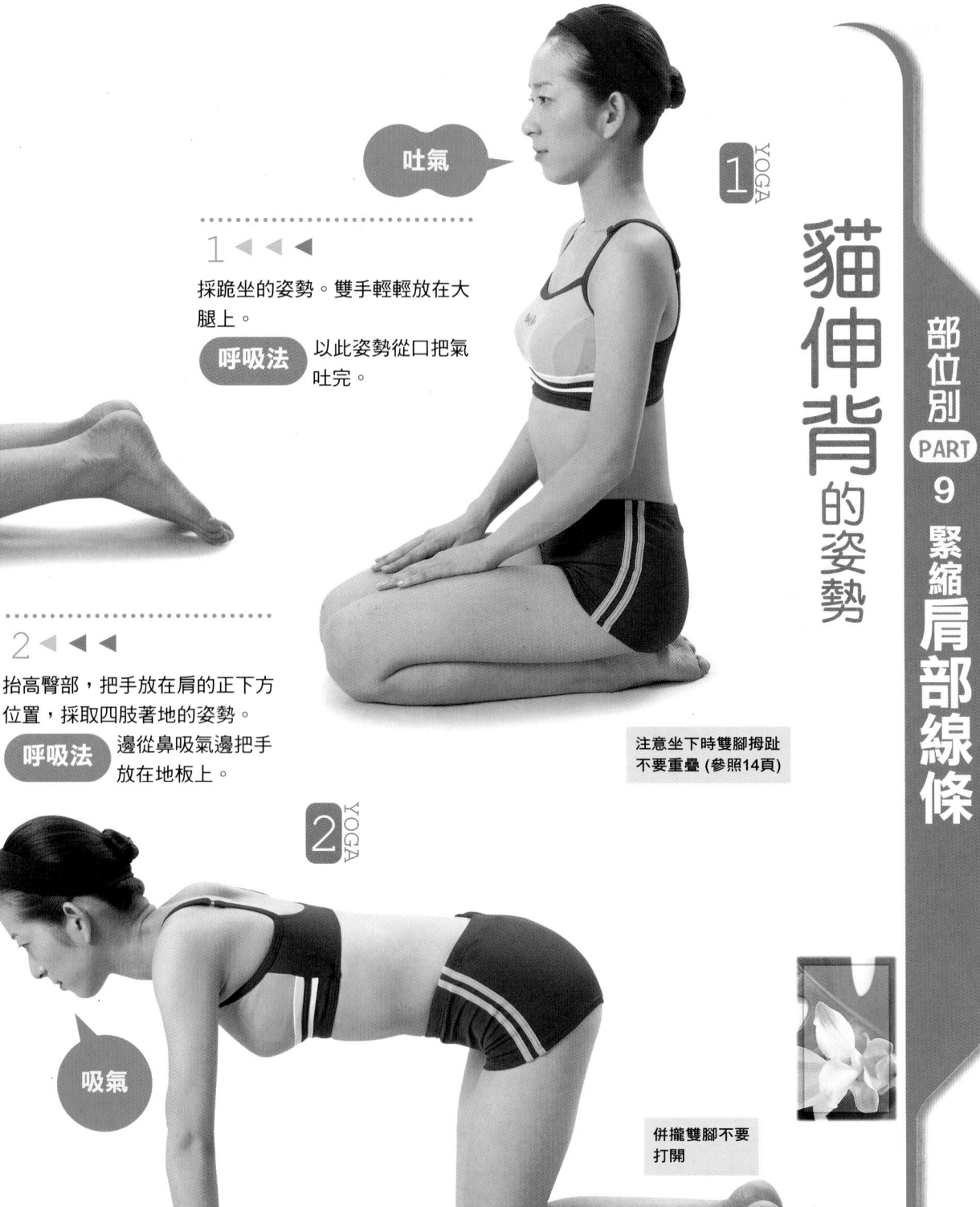

貓伸背的姿勢

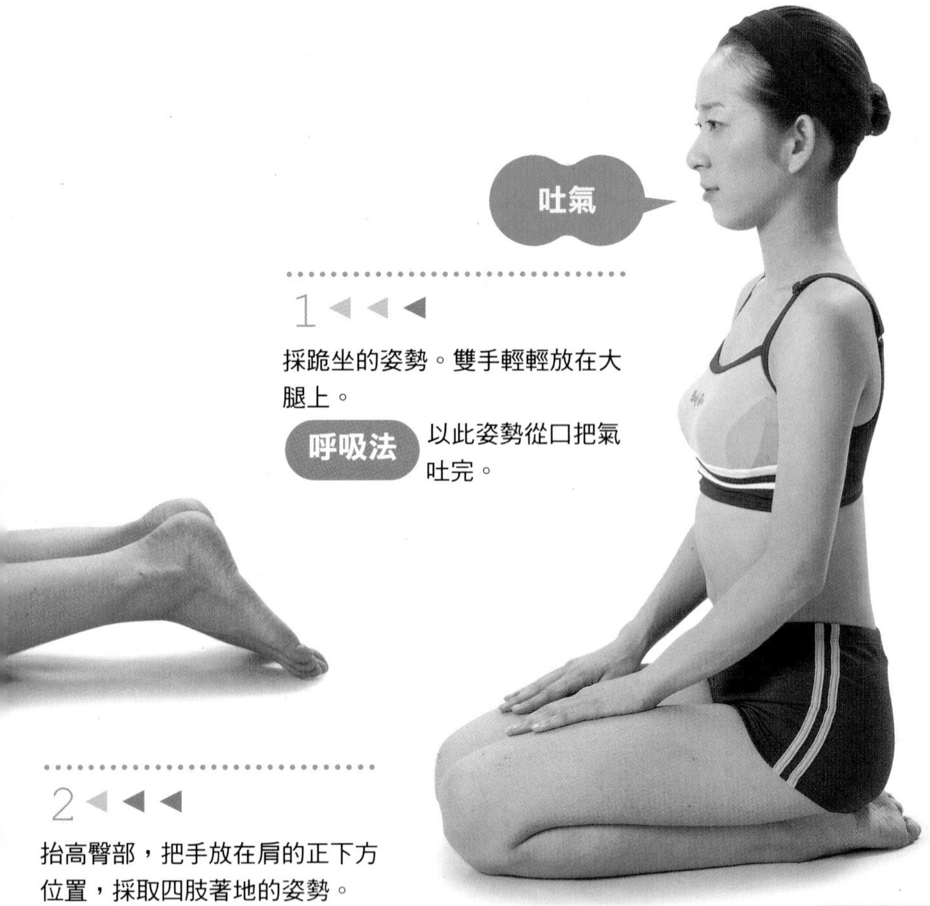

YOGA 1

1 ◀◀◀

採跪坐的姿勢。雙手輕輕放在大腿上。

呼吸法 以此姿勢從口把氣吐完。

注意坐下時雙腳拇趾不要重疊（參照14頁）

2 ◀◀◀

抬高臀部，把手放在肩的正下方位置，採取四肢著地的姿勢。

呼吸法 邊從鼻吸氣邊把手放在地板上。

YOGA 2

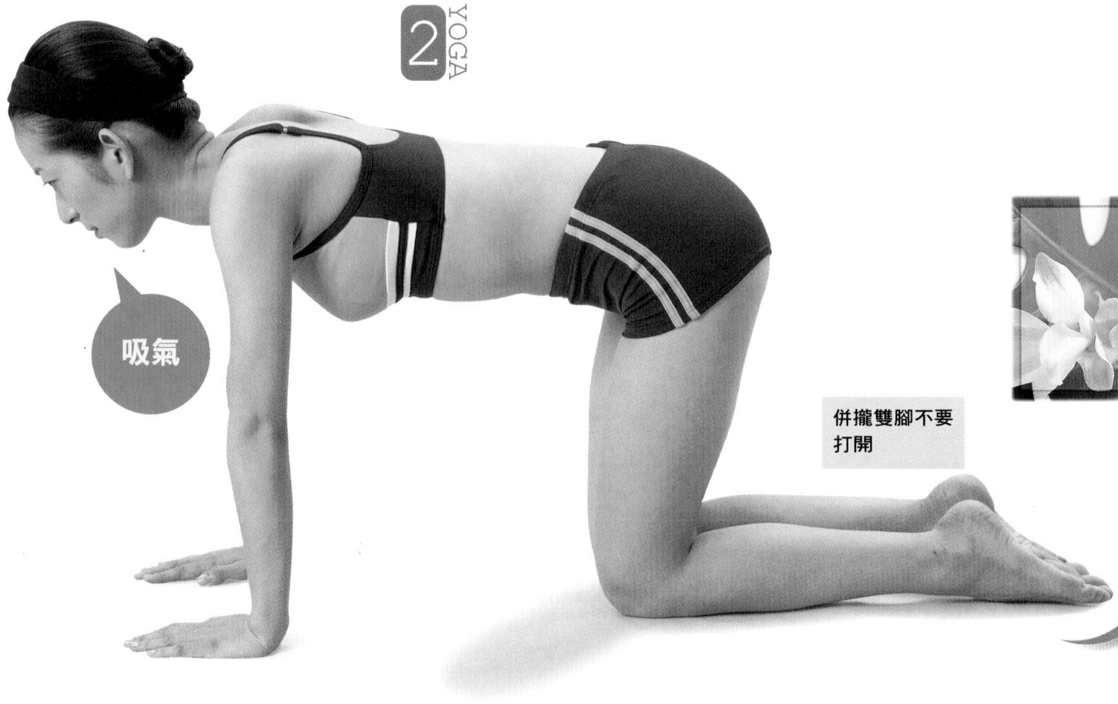

併攏雙腳不要打開

貓伸背的姿勢

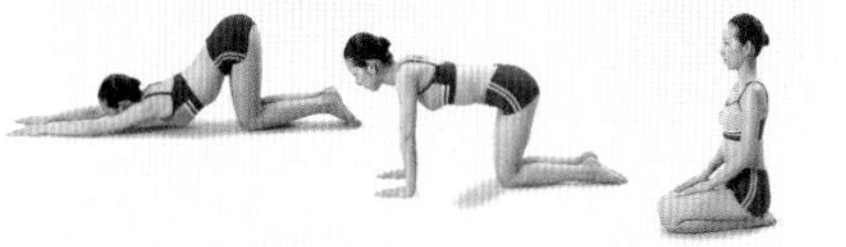

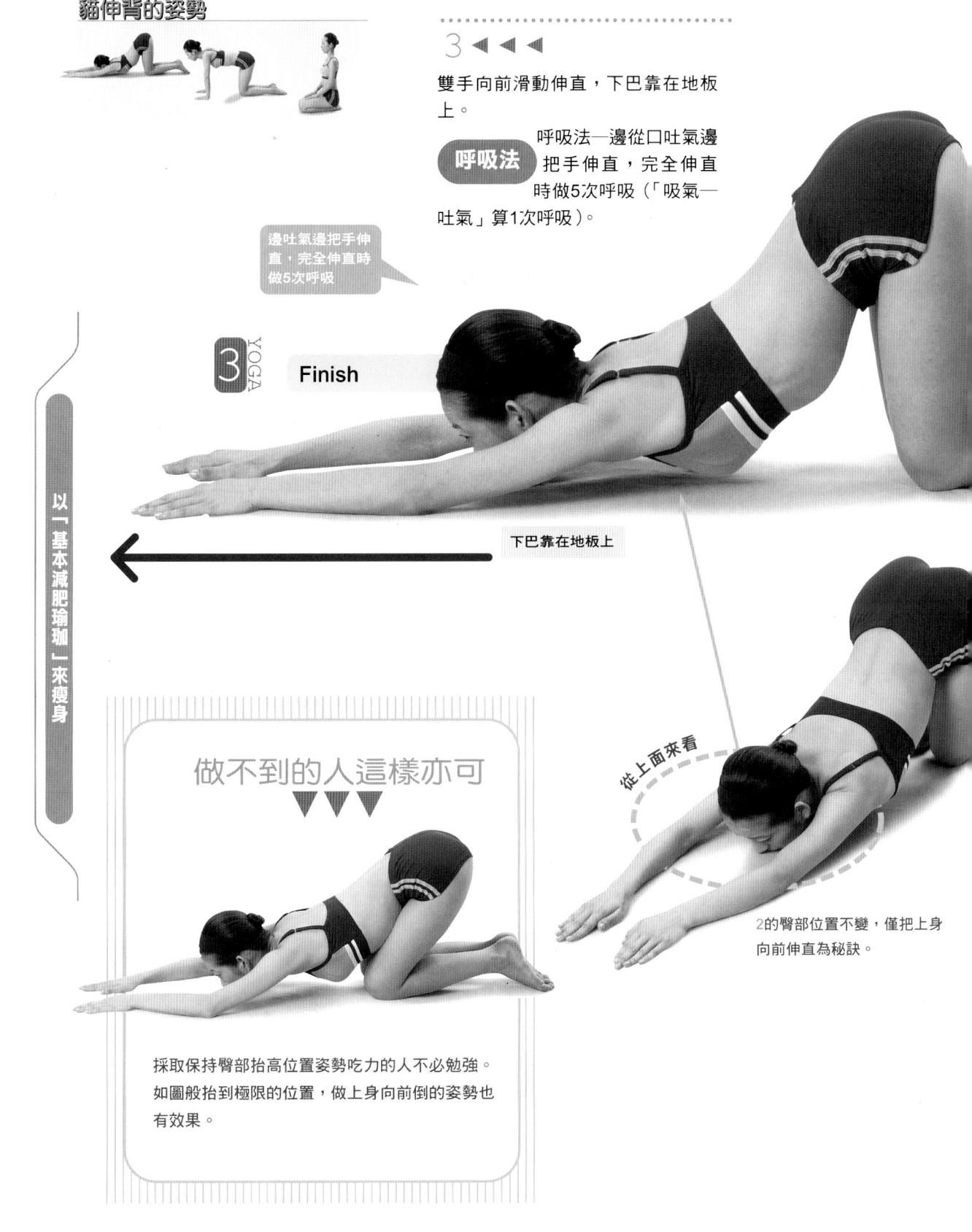

3 ◀◀◀

雙手向前滑動伸直，下巴靠在地板上。

呼吸法 呼吸法—邊從口吐氣邊把手伸直，完全伸直時做5次呼吸（「吸氣—吐氣」算1次呼吸）。

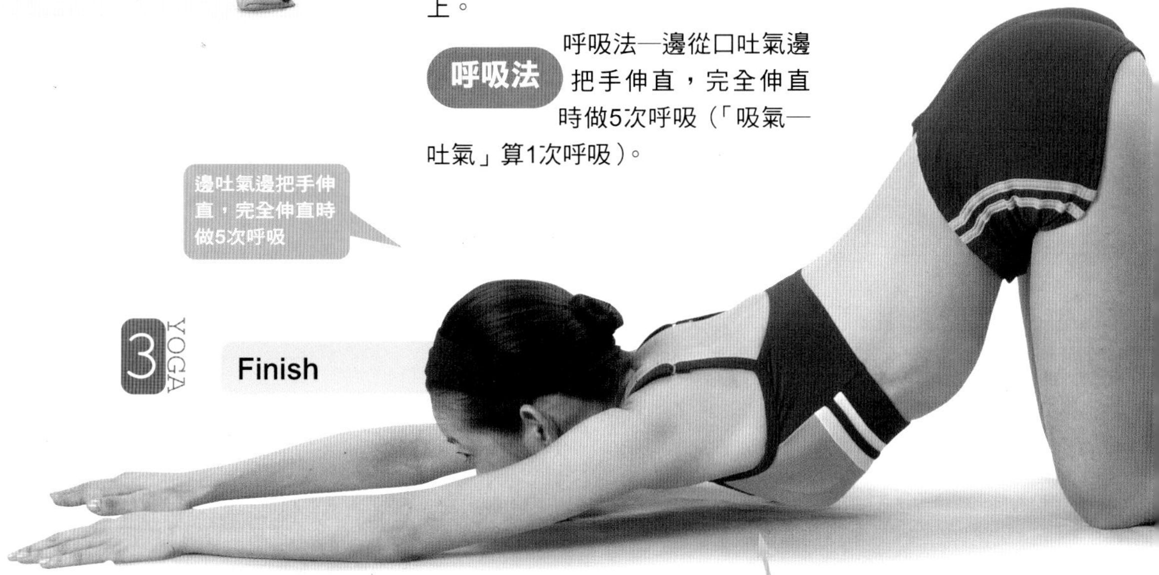

邊吐氣邊把手伸直，完全伸直時做5次呼吸
3 YOGA
Finish
下巴靠在地板上

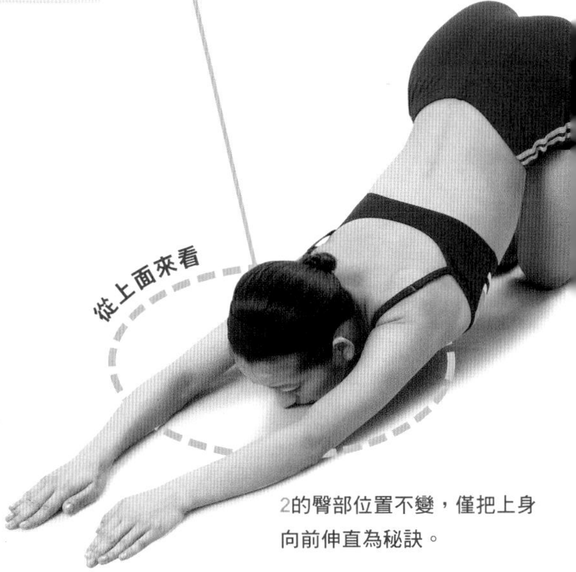

從上面來看

2的臀部位置不變，僅把上身向前伸直為秘訣。

以「基本減肥瑜珈」來瘦身

做不到的人這樣亦可

▼▼▼

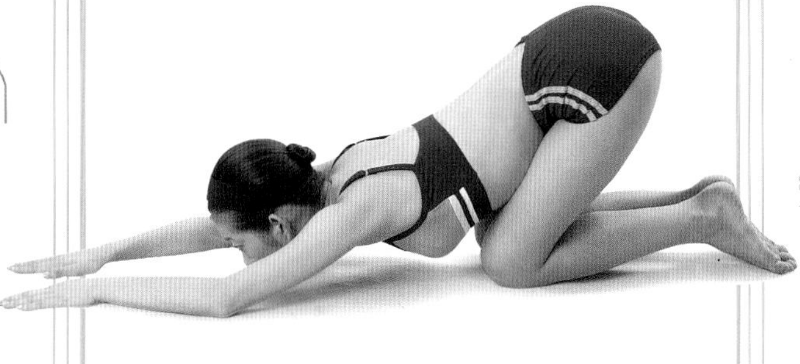

採取保持臀部抬高位置姿勢吃力的人不必勉強。如圖般抬到極限的位置，做上身向前倒的姿勢也有效果。

壓手（雙手合十）的姿勢

1 ◀◀◀

如圖般坐下 (半跏趺座)。雙手手掌在胸前合攏，用力互相推壓，伸直背。

呼吸法 邊從鼻吸氣邊伸直背。

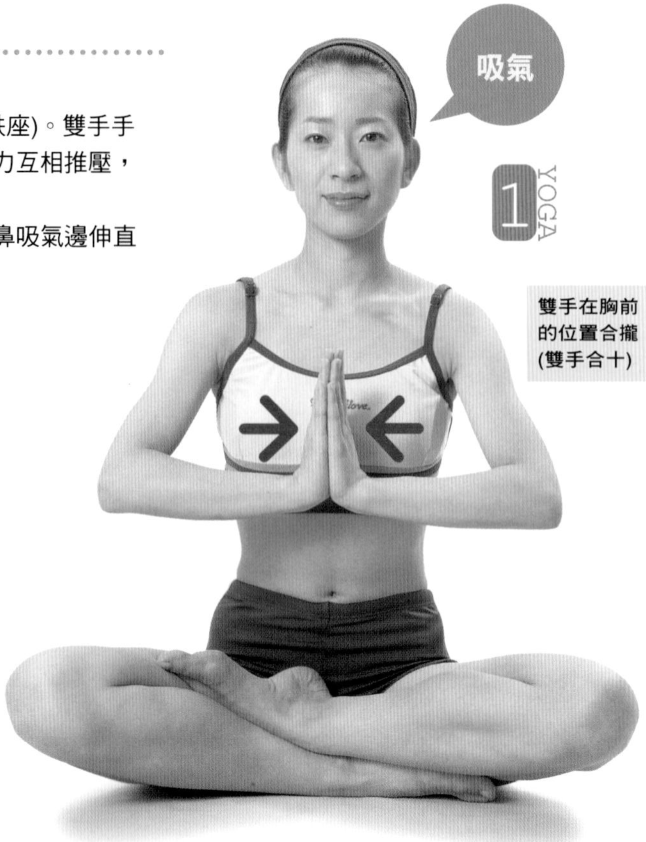
吸氣
YOGA 1
雙手在胸前的位置合攏(雙手合十)

2 ◀◀◀

雙手互相推壓，移動到右側。

呼吸法 邊從口吐氣邊移動雙手，在停止時做5次呼吸 (「吸氣—吐氣」算1次呼吸)。邊從鼻吸氣邊把手移回中央。

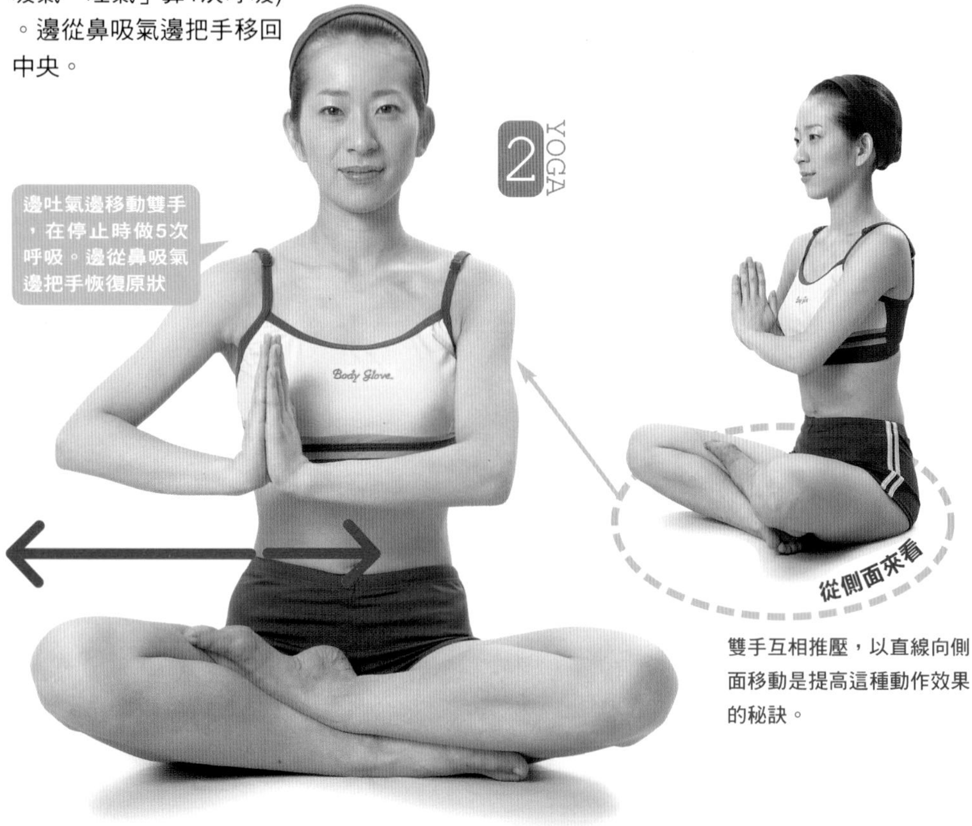
YOGA 2
邊吐氣邊移動雙手，在停止時做5次呼吸。邊從鼻吸氣邊把手恢復原狀
從側面來看

雙手互相推壓，以直線向側面移動是提高這種動作效果的秘訣。

壓手的姿勢

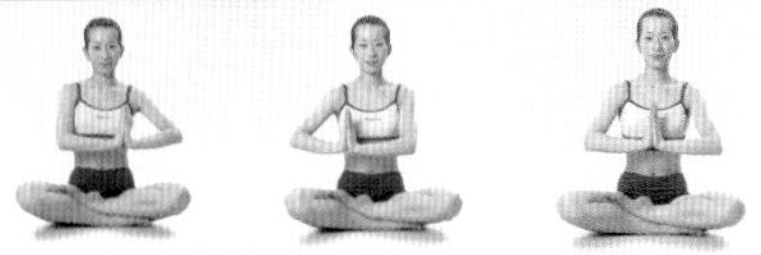

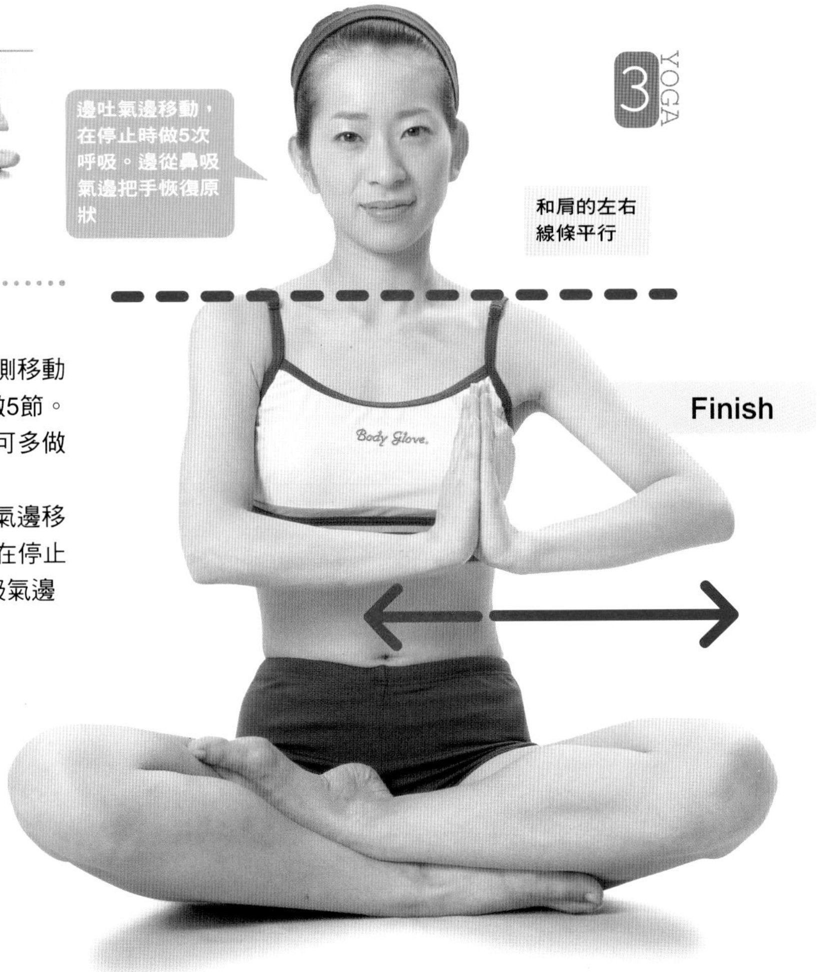
邊吐氣邊移動，在停止時做5次呼吸。邊從鼻吸氣邊把手恢復原狀
和肩的左右線條平行
Finish

3 ◀◀◀

同樣的，接著雙手向左側移動。「右→左」算1節，做5節。如果想加強緊縮上臂，可多做幾節。

呼吸法 邊從口吐氣邊移動雙手，在停止時做5次呼吸。邊從鼻吸氣邊把手移回中央。

做不到的人這樣亦可

▼▼▼

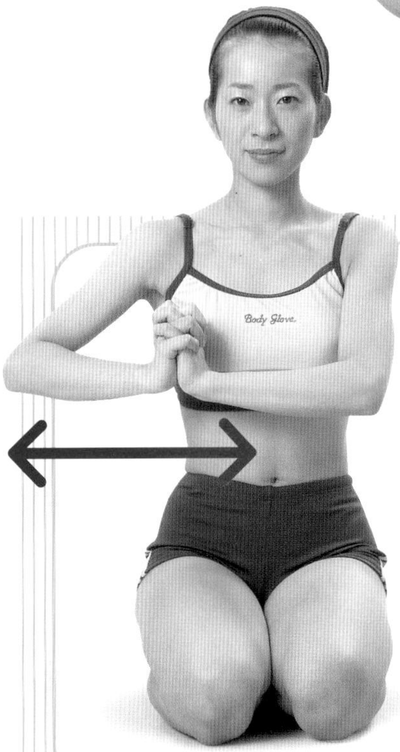

雙手互相推壓即可

肩或手臂疼痛的人，雙手在胸前合攏，用力互相推壓亦可。

雙手交叉（交扣）來實施亦可

雙手交叉比雙手合十容易移動的人，這麼做亦可。

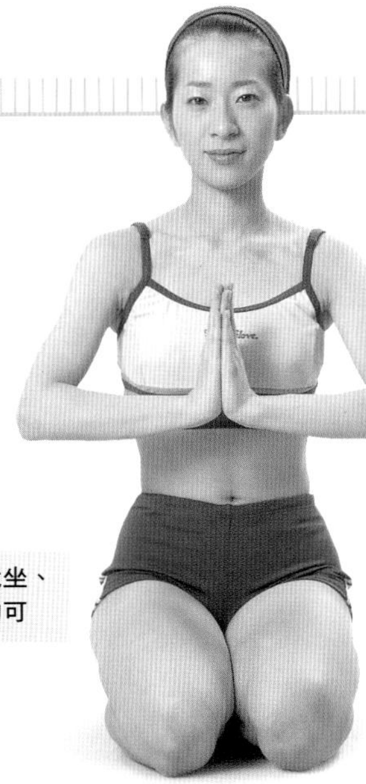
雙腳跪坐、長坐均可

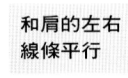

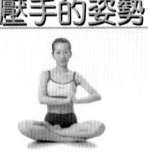

兔子的姿勢

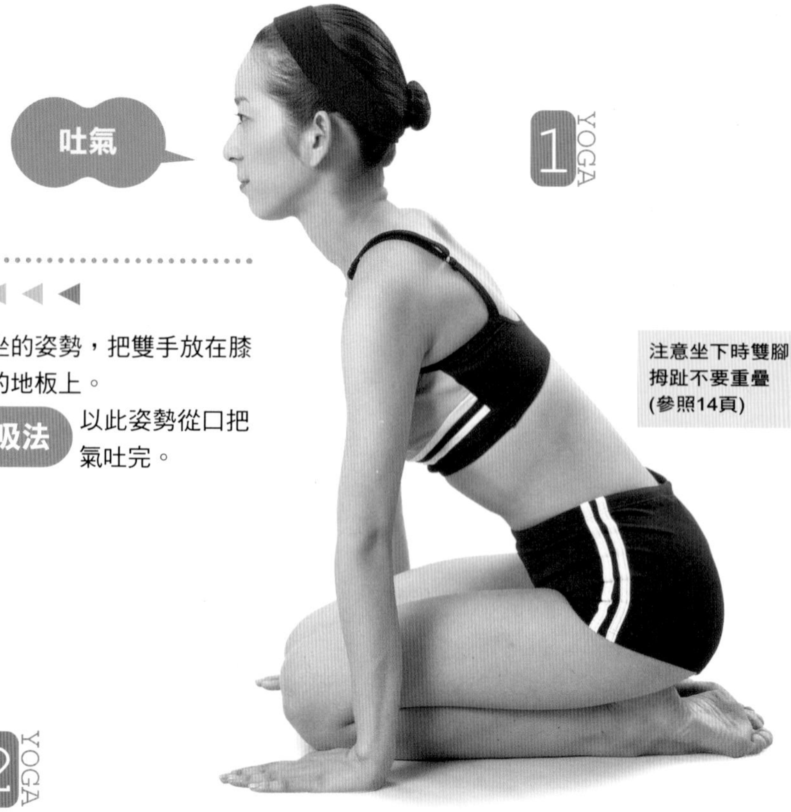

1
採跪坐的姿勢，把雙手放在膝兩側的地板上。

呼吸法 以此姿勢從口把氣吐完。

注意坐下時雙腳拇趾不要重疊(參照14頁)

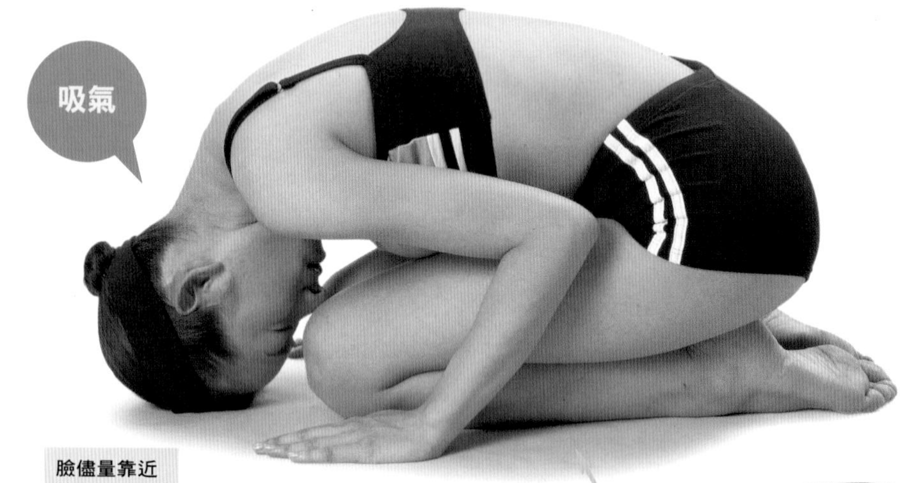

臉儘量靠近膝蓋

2
收下巴，把頭頂的部分靠在地板上。臉儘量靠近膝蓋。

呼吸法 邊從鼻吸氣邊把頭向下貼地。

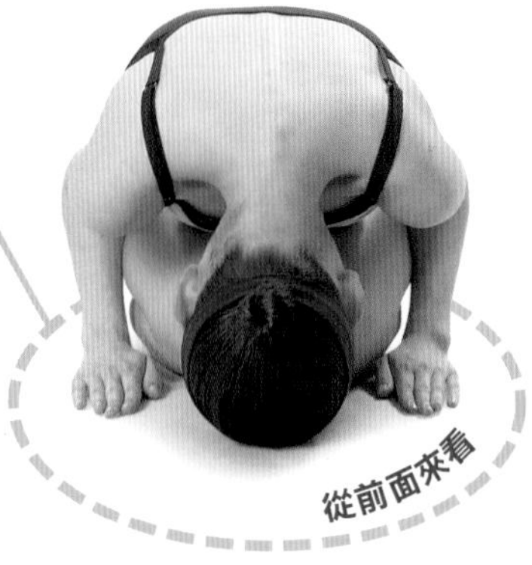

把頭貼地時，如圖般以手肘向內縮的狀態來進行。

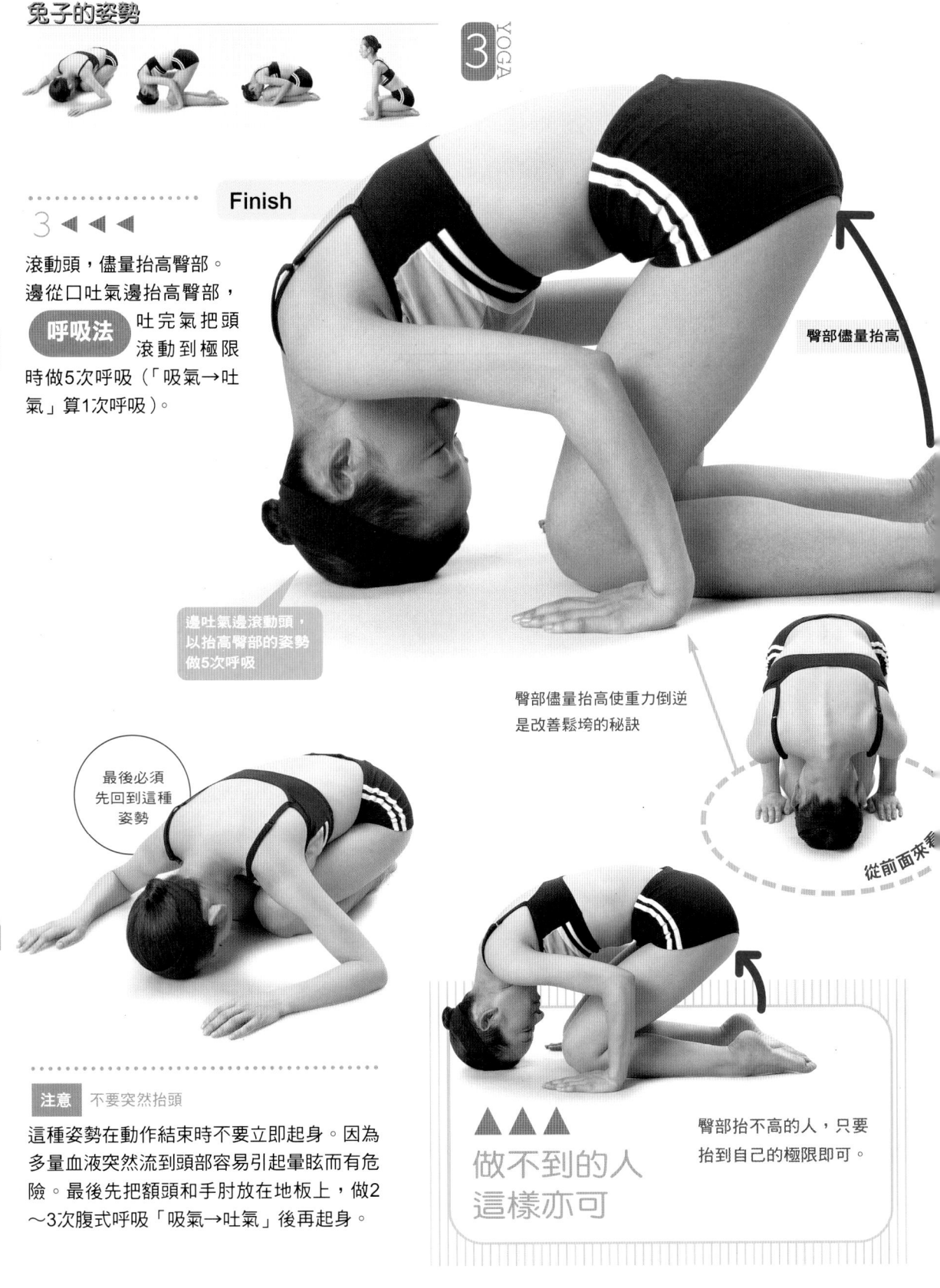

Finish

3 ◀◀◀

滾動頭，儘量抬高臀部。

邊從口吐氣邊抬高臀部，

呼吸法 吐完氣把頭滾動到極限時做5次呼吸（「吸氣→吐氣」算1次呼吸）。

注意 不要突然抬頭

這種姿勢在動作結束時不要立即起身。因為多量血液突然流到頭部容易引起暈眩而有危險。最後先把額頭和手肘放在地板上，做2～3次腹式呼吸「吸氣→吐氣」後再起身。

▲▲▲

做不到的人這樣亦可

臀部抬不高的人，只要抬到自己的極限即可。

高跟鞋的姿勢

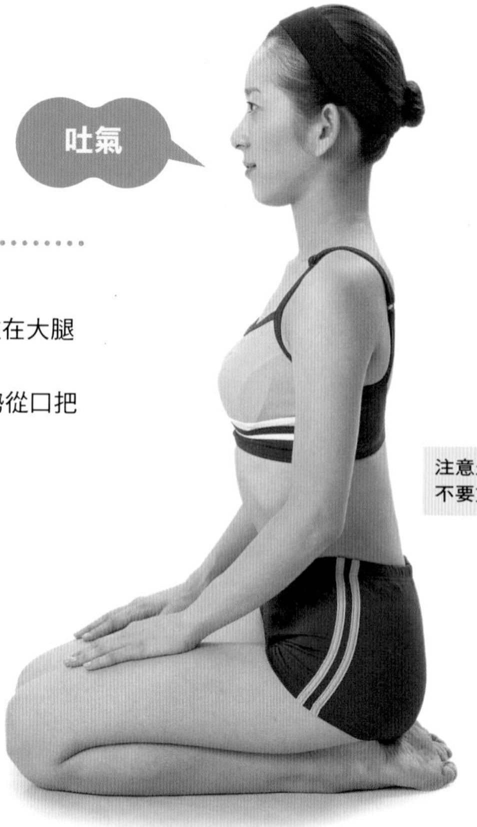
YOGA 1
注意坐下時雙腳拇趾
不要重疊 (參照14頁)

1

採跪坐的姿勢，雙手放在大腿上。

呼吸法 以此姿勢從口把氣吐完。

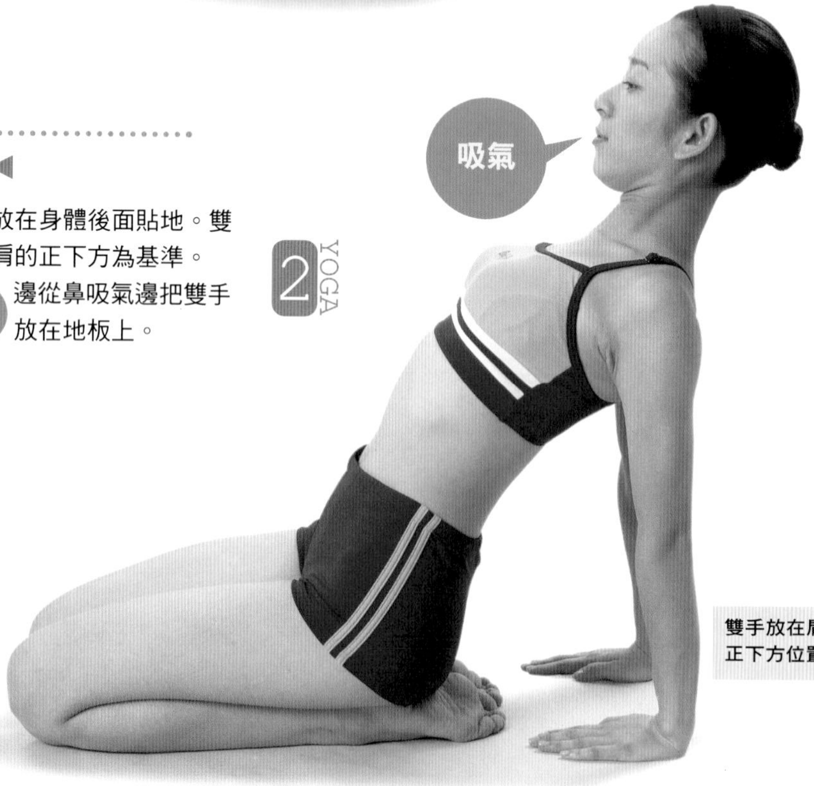

2

把雙手手掌放在身體後面貼地。雙手的位置以肩的正下方為基準。

呼吸法 邊從鼻吸氣邊把雙手放在地板上。

高跟鞋的姿勢

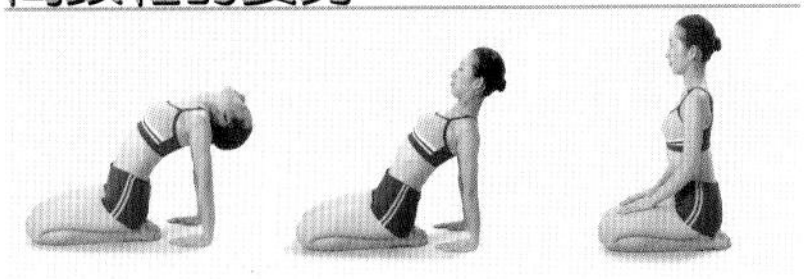

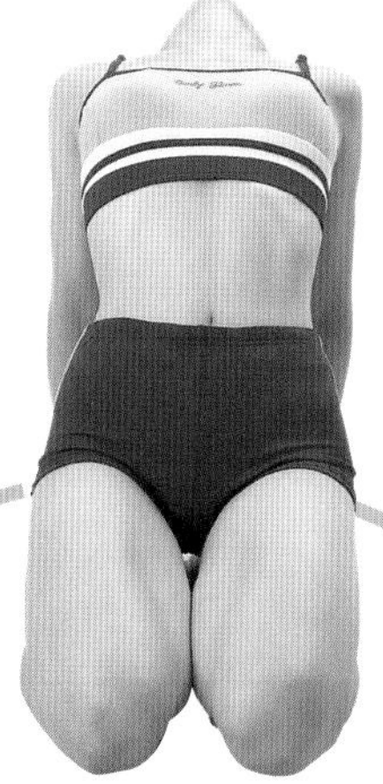

頸後仰時，雙膝儘量不要打開。

邊吐氣邊把頸後仰，仰到極限時做5次呼吸

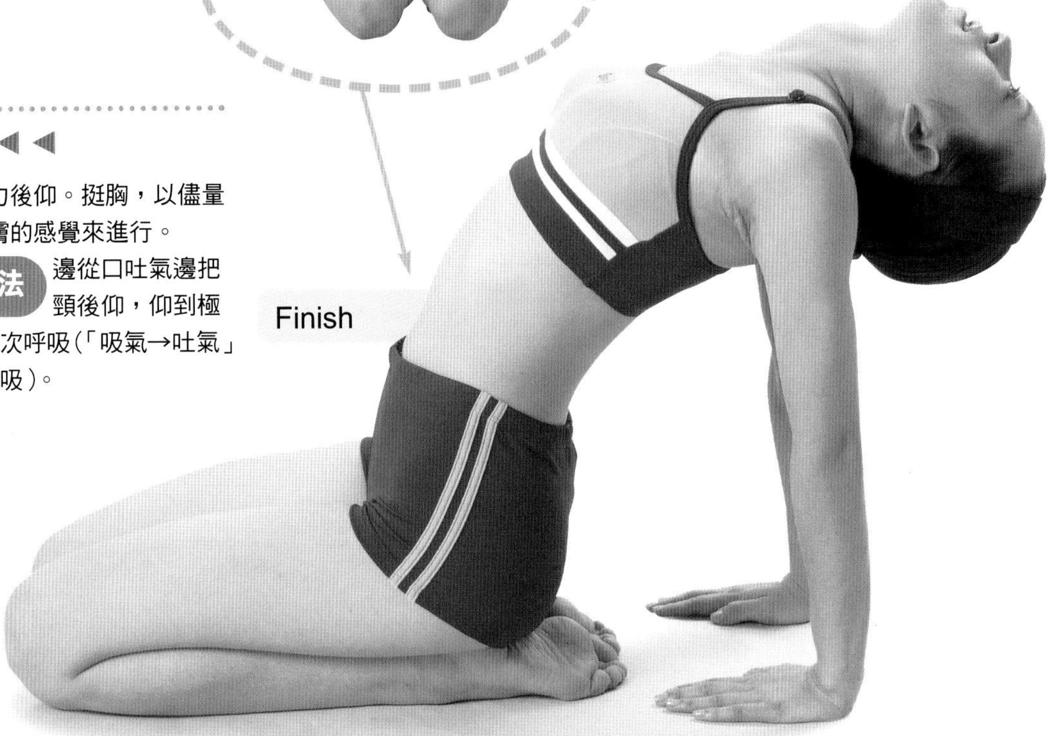

3 ◀◀◀

把頸用力後仰。挺胸，以儘量拉直皮膚的感覺來進行。

呼吸法 邊從口吐氣邊把頸後仰，仰到極限時做5次呼吸（「吸氣→吐氣」算1次呼吸）。

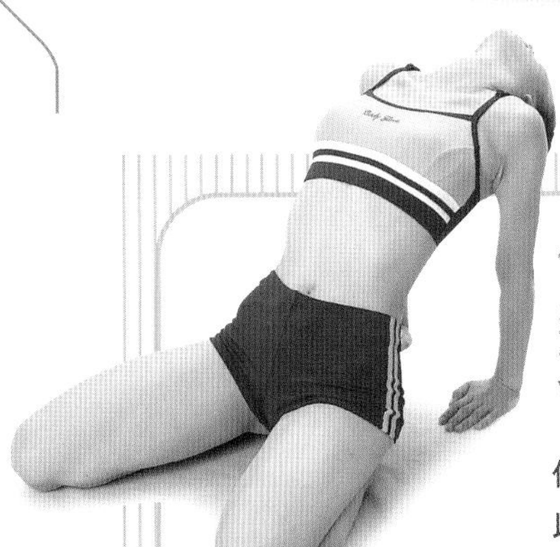

做不到的人這樣亦可

▼▼▼

併攏膝蓋無法把頭後仰的人，以打開雙膝的狀態或豎起雙膝的姿勢來進行亦可。

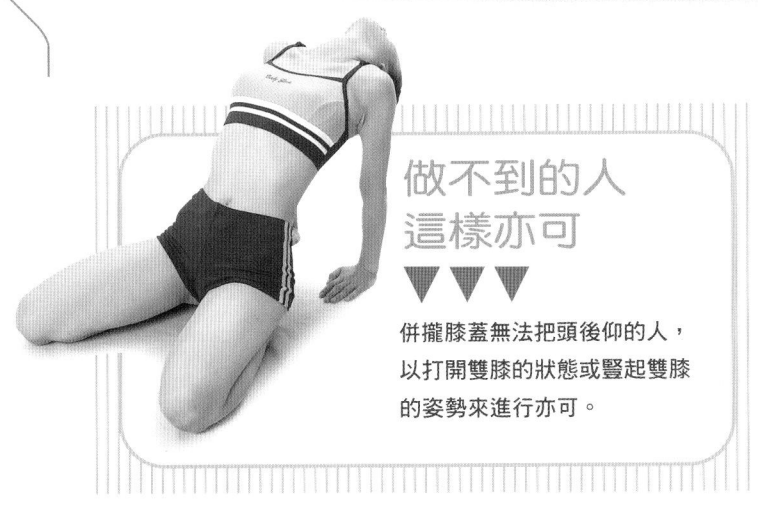

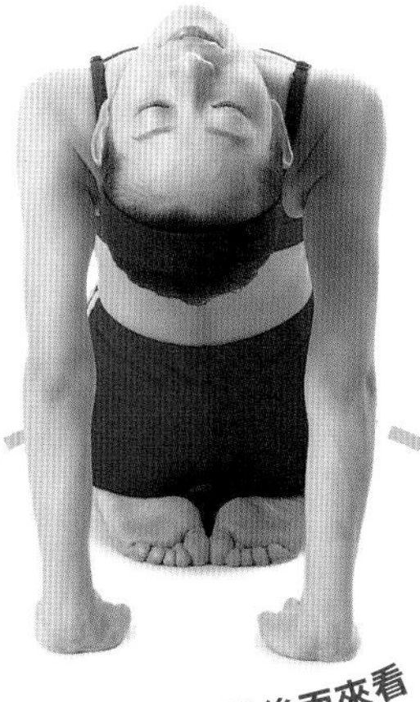

想像拉直皺紋儘量把頭後仰為秘訣。

針對頸部的姿勢

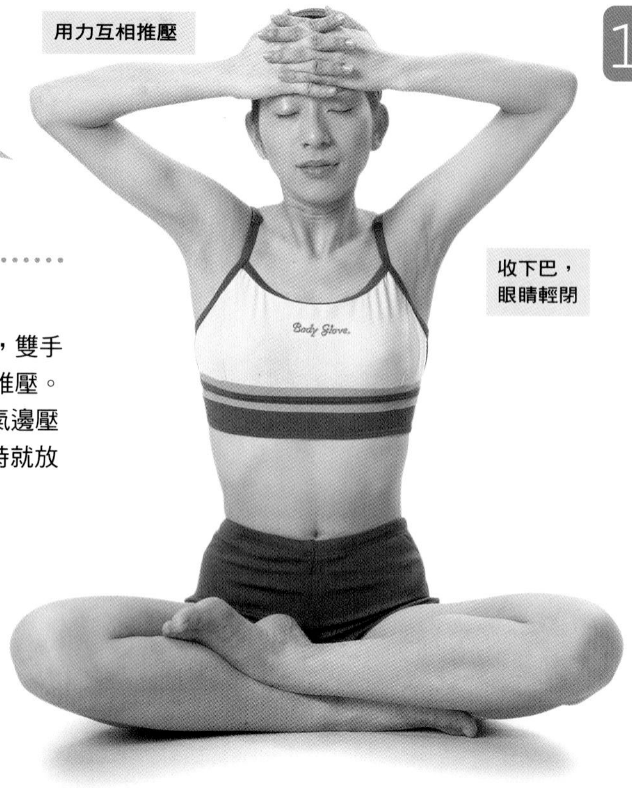
YOGA 1
用力互相推壓
邊吐氣邊壓，
吐完氣時就放
鬆力量
收下巴，
眼睛輕閉

1 ◀◀◀◀

以輕鬆的姿勢盤腿坐下，雙手在額頭交叉，用力互相推壓。

呼吸法 邊從口吐氣邊壓，吐完氣時就放鬆力量。

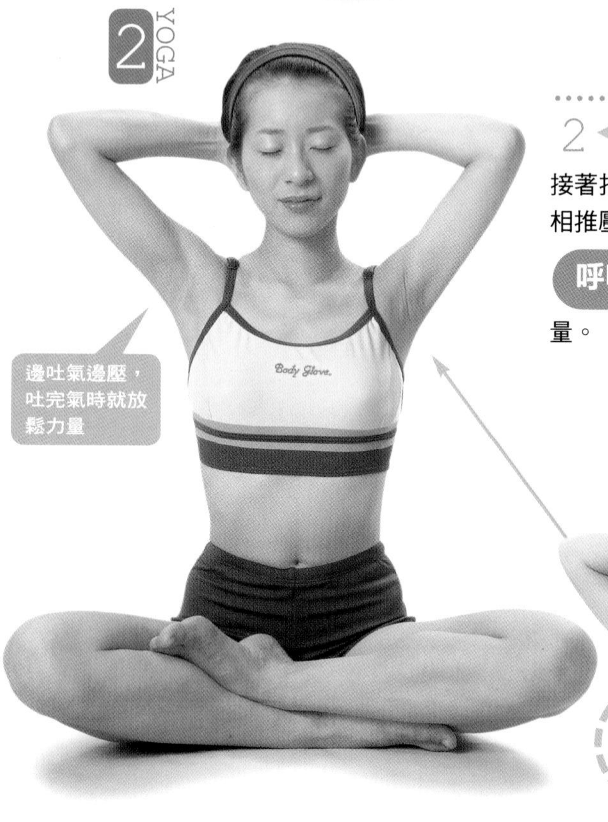
YOGA 2
邊吐氣邊壓，
吐完氣時就放
鬆力量

2 ◀◀◀◀

接著把雙手放在後頭部，用力互相推壓。

呼吸法 邊從口吐氣邊壓，吐完氣時就放鬆力量。

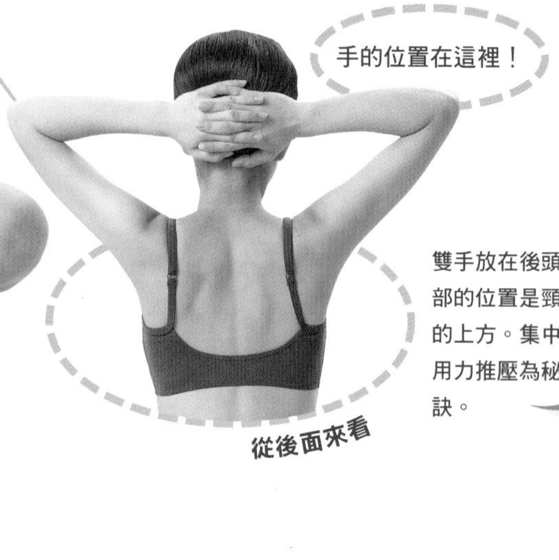

雙手放在後頭部的位置是頸的上方。集中用力推壓為秘訣。

針對頸的姿勢

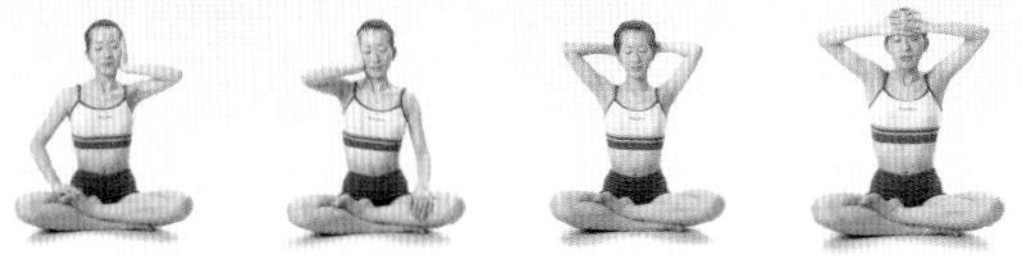

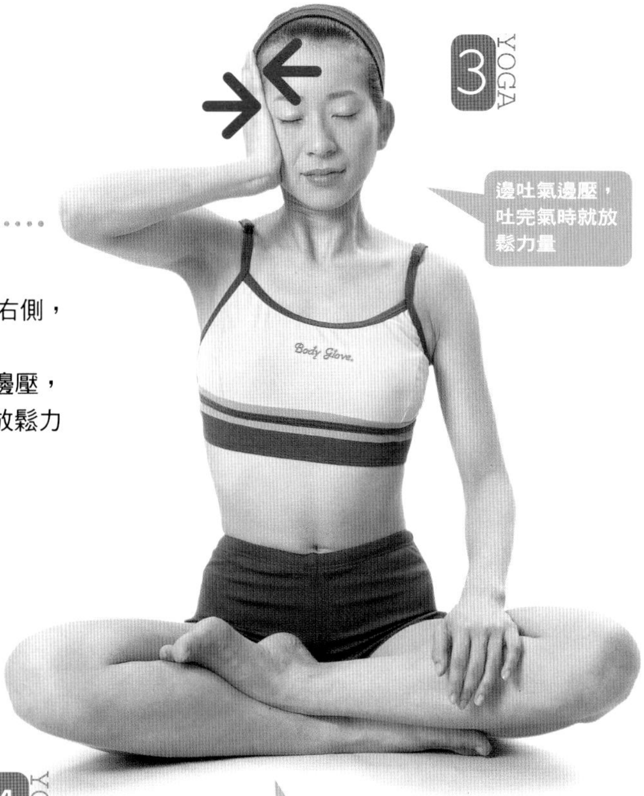
YOGA 3
邊吐氣邊壓，
吐完氣時就放
鬆力量

3

接著把右手手掌放在臉的右側，用力互相推壓。

呼吸法 邊從口吐氣邊壓，吐完氣時就放鬆力量。

POINT

集中用力持續
推壓到能看出
頸部肌肉的緊張

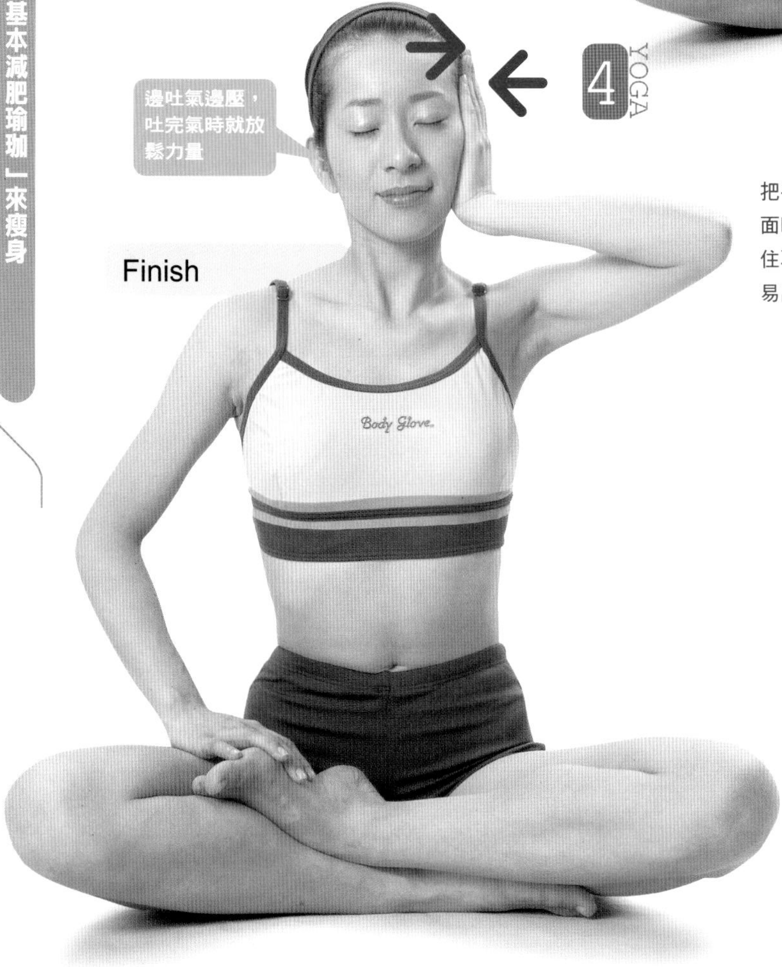
YOGA 4
邊吐氣邊壓，
吐完氣時就放
鬆力量
Finish

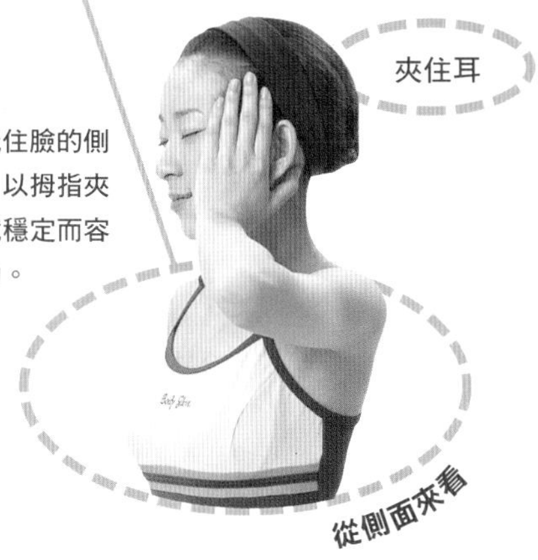

把手抵住臉的側面時，以拇指夾住耳就穩定而容易出力。

4

最後把左手手掌放在臉的左側，用力互相推壓。1～4算1節，做3～5節。

呼吸法 邊從口吐氣邊壓，吐完氣時就放鬆力量。

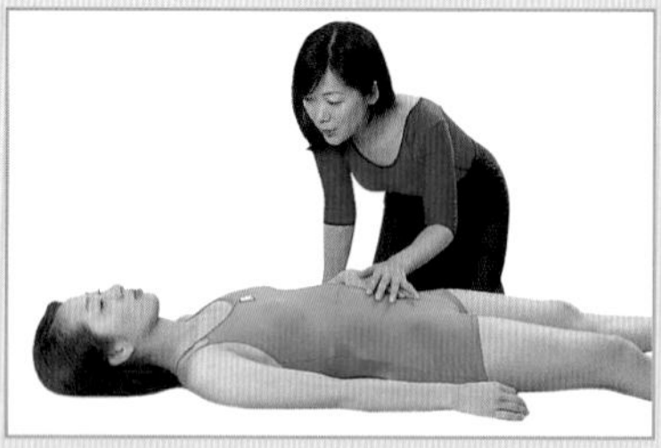

指導「不能順利呼吸的人，一開始把手放在腹部來練習呼吸」的深堀老師。

減肥的腹式呼吸

配合姿勢來呼吸的理由是為了使身體內部放鬆，提高姿勢的刺激效果，提高減肥效果所致。

這種呼吸是以腹式呼吸（丹田呼吸）來進行。吸氣時從鼻吸入，從口吐出。此外，吸氣時想像把新的氧氣吸入丹田（肚臍下約3～4公分內部、生命能量來源），吐氣時想像把毒素從丹田吐出來進行。

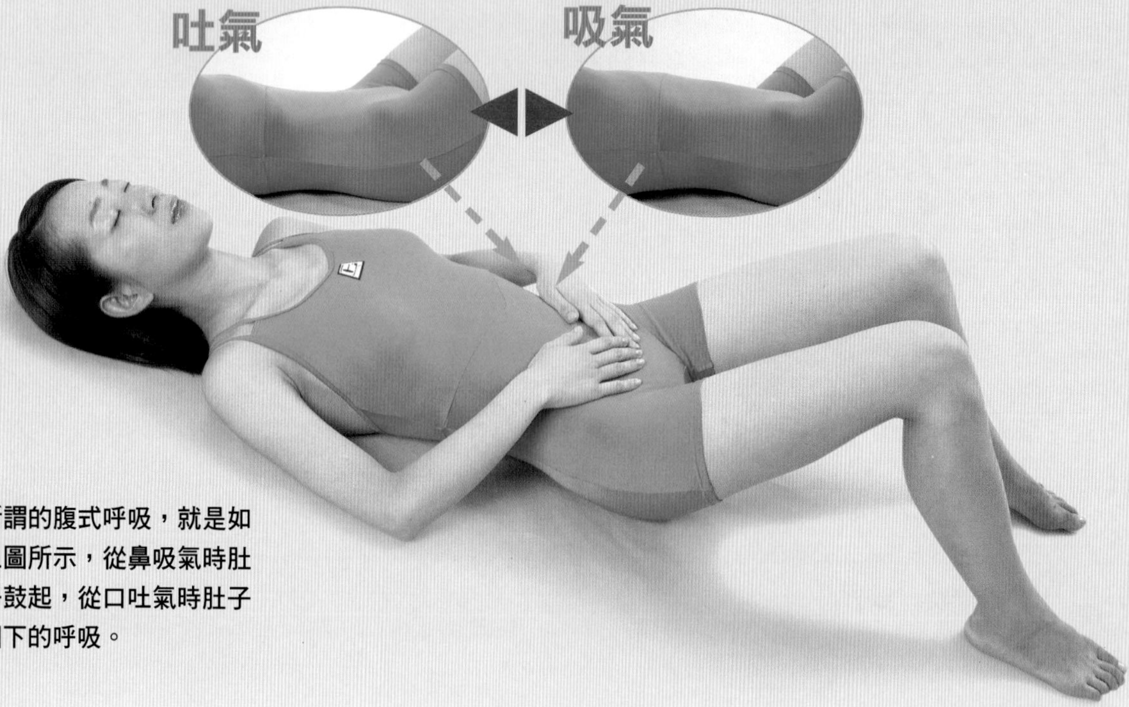

所謂的腹式呼吸，就是如上圖所示，從鼻吸氣時肚子鼓起，從口吐氣時肚子凹下的呼吸。

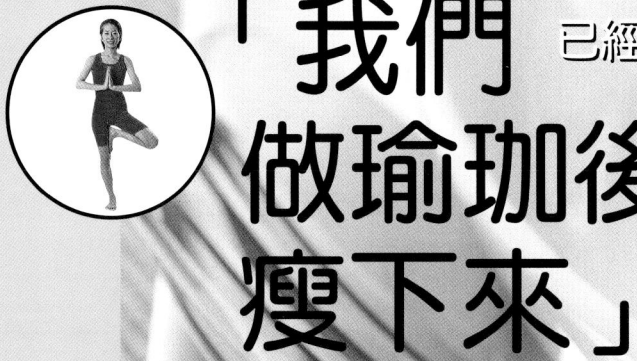

「我們做瑜珈後就如此瘦下來」

已經變成不發胖體質

「我的腰圍在2週間細了2cm」、「我的臀圍減少5cm」、「我的上臂變細，袖子變鬆」，成功減肥的瑜珈體驗者歡喜見證！

變成吃喝也不發胖的體質 身體狀況不良也獲得改善

律師●西淨聖子小姐

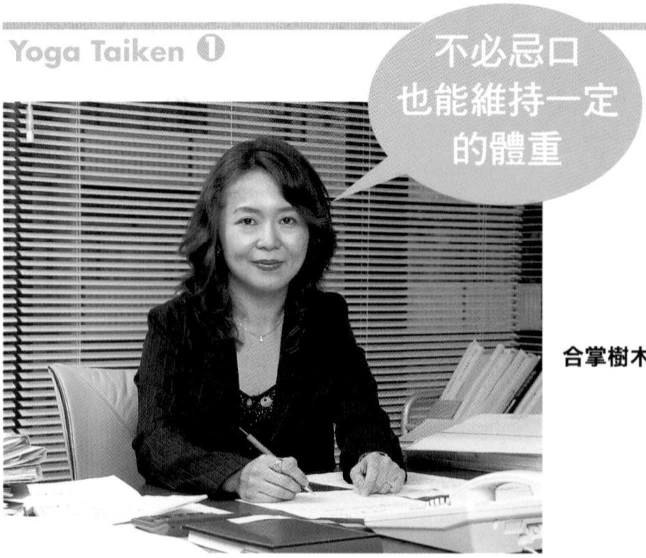
不必忌口
也能維持一定
的體重

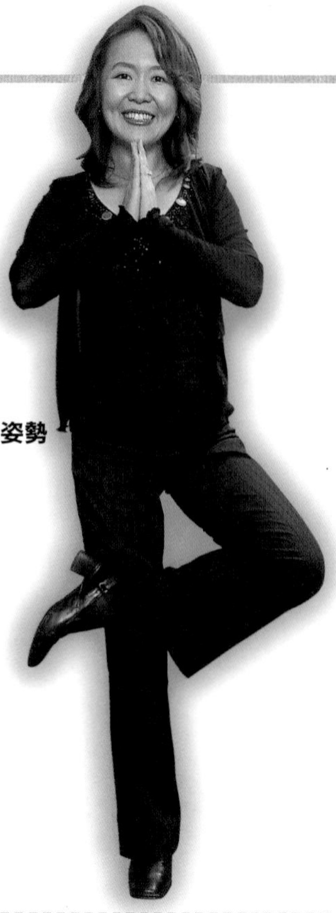
合掌樹木的姿勢

簡介

東京大學法學部研究所畢業。曾任職於九段綜合法律事務所，現任職於CAPITAL GREEN法律事務所。除企業活動之類的訴訟、企業重整或勞資糾紛等、刑事案件、涉外案件之外，也受理其他各種案件。

僅體驗一次就能實際感受到效果！

8年前因熟人的推薦去上瑜珈體驗課程，上完課要回家穿鞋時感到很訝異，因為原本浮腫的腳消失了，而鞋子變鬆。

以前只要一感冒就很難痊癒，有時甚至持續微燒1個月，也有婦科方面的毛病，因此決定正式開始學習瑜珈來改善體質。

當時每週上課2次，現在雖然因工作忙，每週只去1次，但絕不會缺課。

除上課之外，在家時會在每天就寢前做1種姿勢到2種姿勢10分鐘左右。視身體狀況來改變姿勢會使人心情非常舒暢。

常做的動作是「倒立的姿勢」。似乎感覺對全身約60兆個細胞都有效果。之後做「牛面的姿勢」與「魚的姿勢」。「牛面的姿勢」對肩痠有效，「魚的姿勢」對失眠症有效，這對壓力大而容易痠痛的我來說，是不可欠缺的。

雖然愛吃甜食、飲酒，卻不會發胖

開始做瑜珈後，最先出現的改變是不再感冒。肩痠也消失，不必再按摩，失眠症也消除。

更令人高興的是我非常喜歡甜食或酒等熱量高的食品。甜食偏愛零食，飲酒是因工作上需要，有時必須連喝好幾天。

可是開始做瑜珈後，即使喝酒或吃甜食也幾乎不會發胖，能維持一定的體重。我認為這是做瑜珈後改善代謝所致。

可能已經變成不發胖的體質，服裝的尺寸都一樣！

今後仍希望繼續做瑜珈來維持現在的身體狀況與體重。畢竟律師的工作，身體就是本錢。

從清早開始工作也沒問題。瑜珈讓每天都能保持絕佳的身體狀況！

配音員●庄村寬美小姐

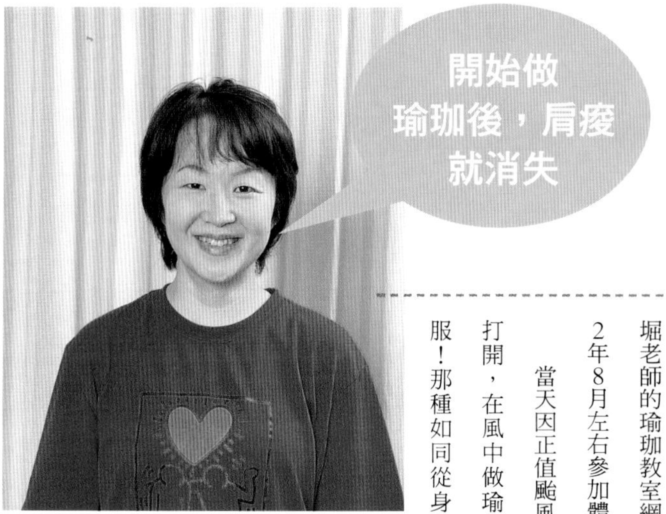
開始做
瑜珈後，肩痠
就消失

簡介

1961年11月12日生。東京都出身。O型。演劇集團牛奶糖盒劇團團員。除演劇活動之外，也從事配音員的工作。

開始不久就瘦3公斤

因配音員的工作關係必須使用腹式呼吸，因此對同樣採腹式呼吸的瑜珈產生興趣，而躍躍欲試。

於是從書籍或上網查閱，發現深堀老師的瑜珈教室網頁，而在2002年8月左右參加體驗課程。

當天因正值颱風來襲，教室的窗打開，在風中做瑜珈的感覺非常舒服！那種如同從身體底部流汗的感覺，是其他運動無法體會的快感，因而決定開始學習瑜珈。

開始做瑜珈後3～4個月就瘦了3公斤。我想可能是瑜珈的腹式呼吸促進代謝所致。

在家時會在就寢前做30分鐘到40分鐘，儘可能每天做10種姿勢左右。就寢前做瑜珈能幫助入睡。最近發現如果沒做瑜珈，反而會感覺情緒不佳。

工作前以瑜珈來暖身

我以前有嚴重的肩痠，因此從事據說對此有益的游泳或運動，但如果過度反而會感覺更痠痛。可是自從做瑜珈後，身體就鬆弛而使肩痠消失。

此外，我因職業關係，有時從清早開始工作會不易發出聲音。因為清早怕吵到別人而養成不敢發出大聲的習慣。

於是，在早晨起床後，先做15分鐘左右旋轉腳趾或鬆弛頸肩的瑜珈暖身運動再出門工作，如此就能與平時一樣順利發聲。我想可能是身體甦醒後，也能發出聲音。

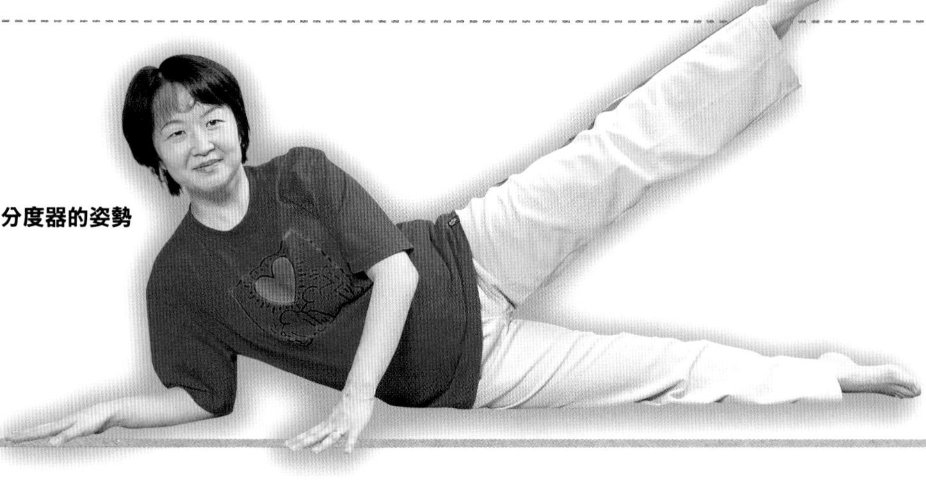

分度器的姿勢

成功瘦腿！消除浮腫。身體歪斜也治癒了！

幫傭●上田恭后小姐

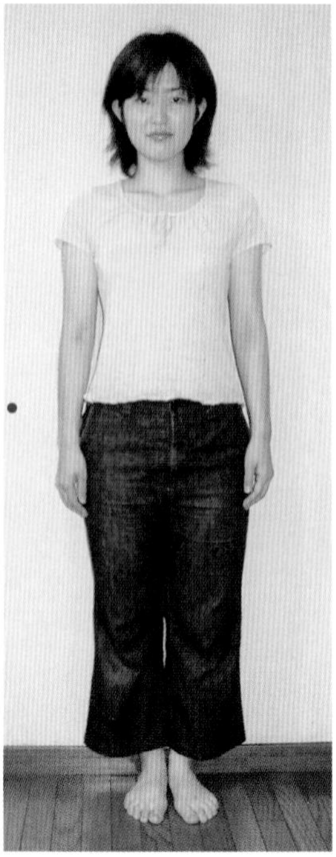

Before

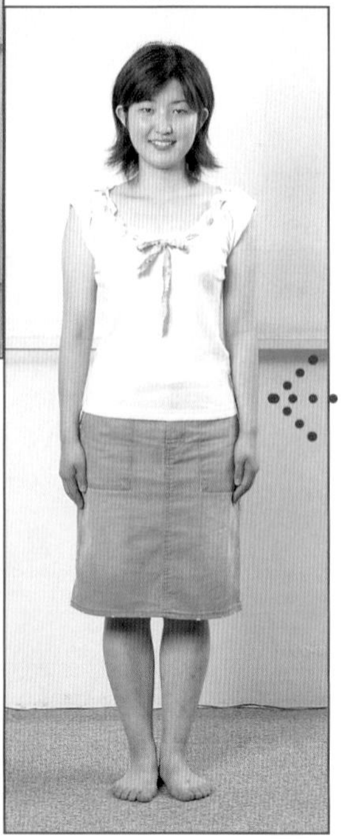

After

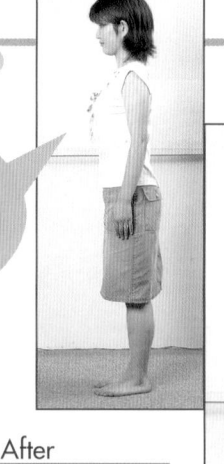

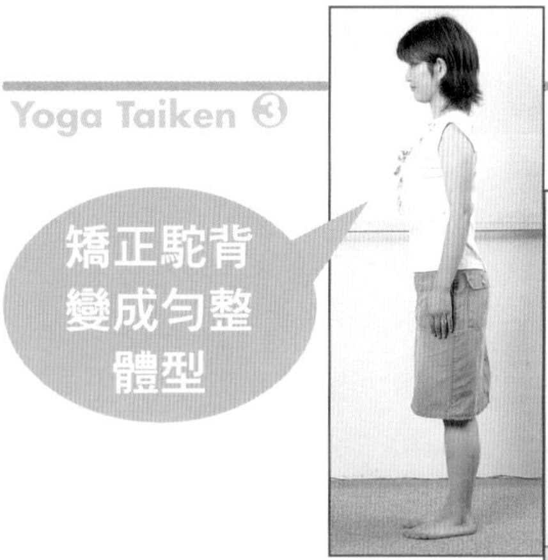

25歲	Before	After	
身高	154cm	154cm	±0cm
體重	51.5kg	50kg	−1.5kg
胸圍	81cm	81cm	±0cm
腰圍	66cm	64cm	−2cm
臀圍	93cm	91cm	−2cm
大腿	右54cm	53cm	−1cm
	左54cm	53cm	−1cm
小腿肚	右35cm	33cm	−2cm
	左35cm	33cm	−2cm

「不會疲倦」，瑜珈是理想的運動

聽朋友做瑜珈成功減重5公斤之後，我也想減肥變成勻稱的體型，因而決定開始學習瑜珈。

上網查閱有關瑜珈的資訊時，看到深堀老師瑜珈教室的網頁，因而前往洽詢。

2003年3月參加體驗課程後，立即決定報名。之後每週上課1～2次。

在此之前我都是去健身房運動，但如果跑步或訓練肌肉，就會感到飢餓或疲倦，我想可能會引起反效果。此外，健身房的運動似乎並不是總合的訓練。

瑜珈不會讓人感到疲倦也能放鬆，正可謂理想的運動。

變成美腿！也矯正駝背

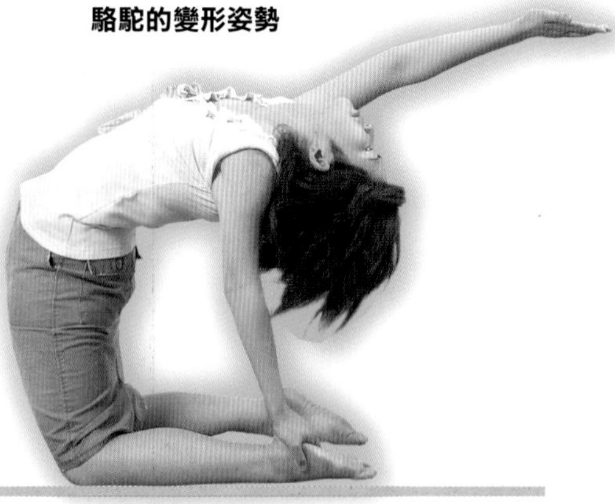

駱駝的變形姿勢

我有嚴重的駝背，以前睡覺時如果不把毛巾墊在腰下，就會使腰承受負擔而睡不著。

但自從做瑜珈後，身體的歪斜不再，現在不需墊毛巾也能睡著。

開始做瑜珈後，體重從51.5公斤減為50公斤，成功減肥。身體也不再浮腫，對腿尤其有效，雙腿的小腿肚都從35公分減為33公分，右右腳踝均從23公分減為20公分。有如此顯著的效果，真令人不敢相信。

臀圍減少5公分。牛仔褲變鬆

背部的肉似乎削去一層

After

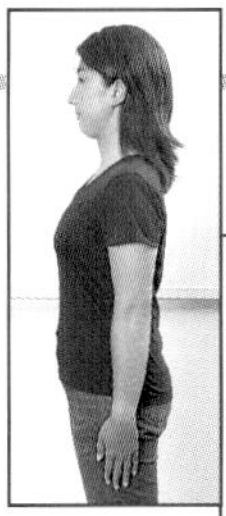

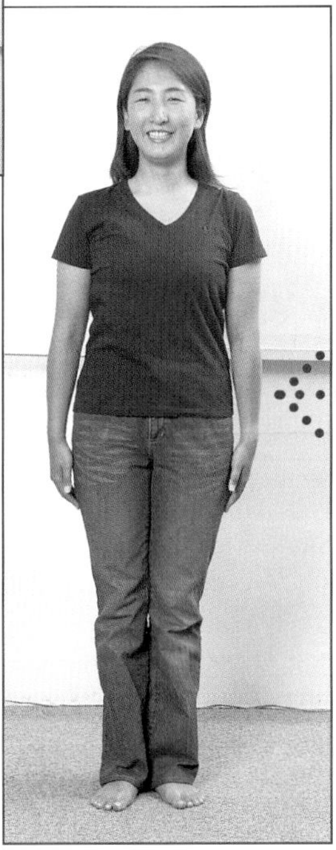

Before

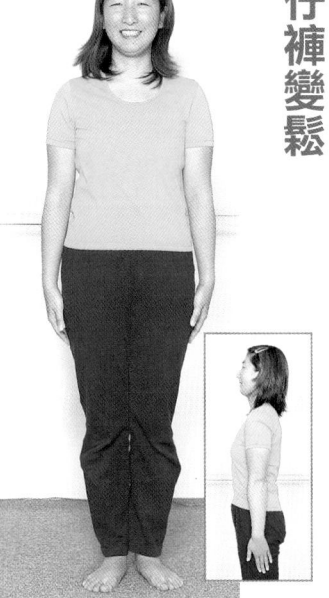

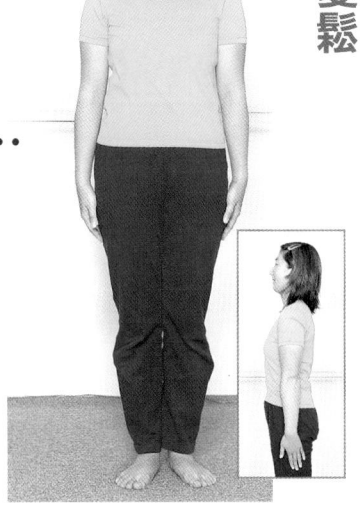

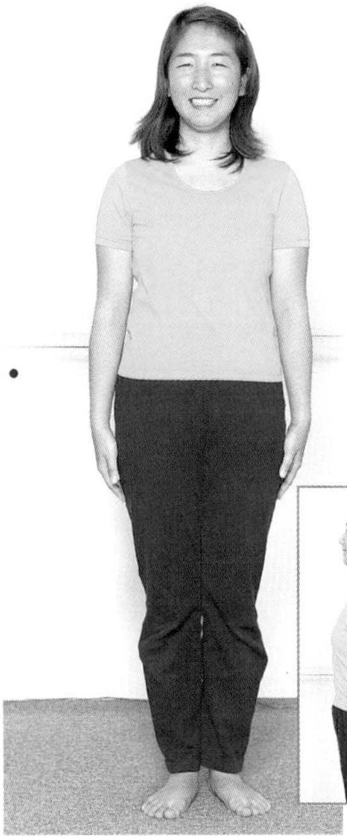

30歲	Before	After	
身高	161cm	161cm	±0cm
體重	54kg	53kg	−1kg
胸圍	85cm	87cm	+2cm
腰圍	70cm	69cm	−1cm
臀圍	89cm	84cm	−5cm
大腿	右54cm	53cm	−1cm
	左54.5cm	54cm	−0.5cm
小腿肚	右34cm	34cm	±0cm
	左34cm	34cm	±0cm

家庭主婦●今井裕子女士

自己深信不疑才能持續下去

3年前我曾在1年中發生3次左右原因不明頸部不能動的情形。而且還有嚴重的肩膀僵硬，有時甚至連後頭部都痛，以致情緒很差。為了塑造健康的身體以及使身體變柔軟而開始學習瑜珈。

2002年9月在雜誌上得知深堀老師的教室，於是參加體驗課程。從翌月(10月)起和朋友荻野小姐一起報名，每週去上1次課。

除上課之外，在家時也在每天睡前做15分鐘的瑜珈。自從開始做瑜珈後，比以前更好睡，連悶熱的夜晚不開冷氣也能熟睡。

瑜珈和其他運動不同，不僅不會讓人覺得疲累，反而感到很爽快。

而且在老師的說明下，了解到做何種動作會有何種效果，我想是因自己深信不疑才是能持續下去的理由。

腹部也成功瘦了5公斤

我的臉小，乍看是瘦子，但其實腹部、臀部的肉很多，穿泳衣時只有小腹突出，以致有時被朋友嘲笑。

可是自從做瑜珈後，臀圍少了5公分，從89公分減為84公分，因此以往穿的的牛仔褲也變鬆了！

除此之外，背部的肉也似乎削去一層，連自己也不敢相信竟然這麼有效。

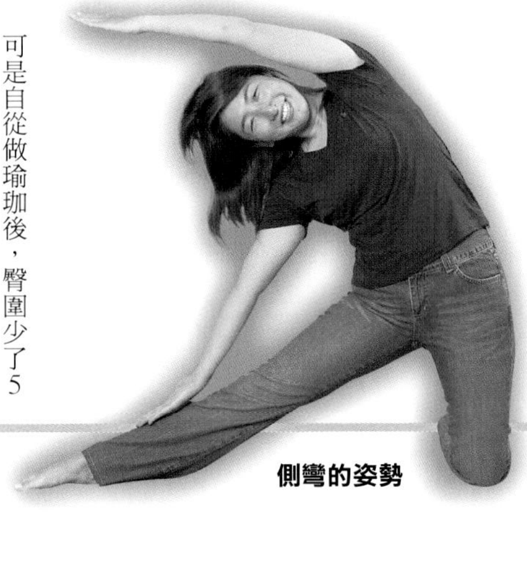

側彎的姿勢

未限制飲食，對小腹與臀部有效。嚴重的便秘也完全消除

家庭主婦●荻野惠子女士

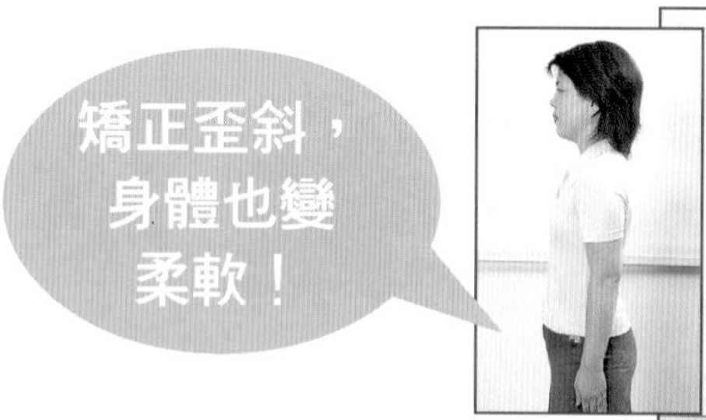
矯正歪斜，
身體也變
柔軟！

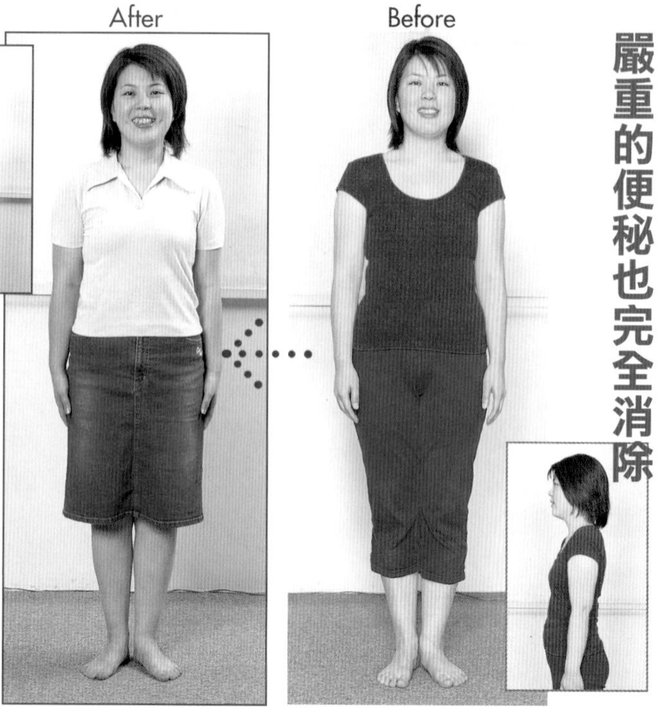
After
Before

31歲	Before	After	
身高	160cm	160cm	±0cm
體重	54kg	53kg	−1kg
胸圍	85cm	86cm	−1cm
腰圍	70cm	69cm	−1cm
臀圍	88cm	86cm	−2cm
大腿	右56.5cm	53cm	−3.5cm
	左55.5cm	53cm	−2.5cm
小腿肚	右35.5cm	35cm	−0.5cm
	左35.5cm	35cm	−0.5cm

接觸瑜珈的契機是為了消除運動不足

2002年9月左右，我在雜誌上看到深堀老師的瑜珈教室，因而參加體驗課程。從翌月(10月)起每週去上1次課。

我學習瑜珈是為了消除運動不足以及身體僵硬。我的身體很僵硬，以前從椅子上站起時，骨盆會發出「ㄅ一Y」的聲音，大到連周圍的人都聽得到，因此希望能矯正身體的歪斜。

平時在家時，每天晚上睡前會做2種姿勢5分鐘左右。

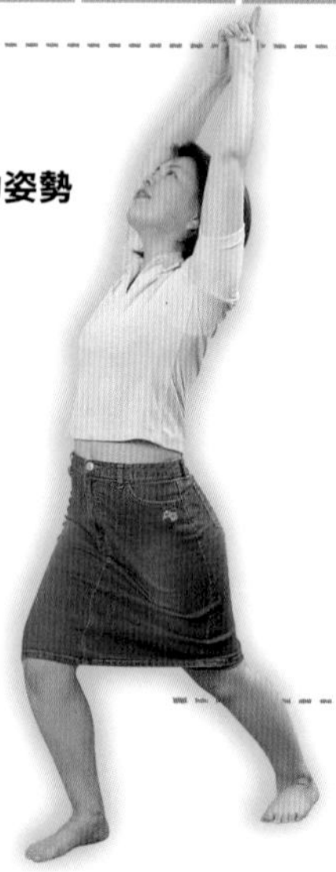
英雄的姿勢

而且每天更換不同的姿勢。

小腹和臀部瘦下來

開始做瑜珈後，完全未限制飲食小腹就少了2公分，從88公分減為86公分。先生也發現而問「你的屁股好像變小了？」。

而且以前我有嚴重的便秘，曾經1個禮拜沒排便，感到心情很差，非常不舒服。可是現在大概每天都能通便。

此外，開始做瑜珈後，原本僵硬的身體也變柔軟，骨盆不再發出怪聲。而且人似乎變得不太容易疲倦，上街購物時不會再像以前一樣容易感到疲累。

做瑜珈後會有一種舒服的疲勞感，照深堀老師所說，這是身體尚在開發階段的緣故，等這種疲勞感消失後，就會感到真正的舒爽。

穿不下的長褲也能穿，很難瘦下來的上臂也變細

消除運動不足，現在好喜歡瑜珈！

Before

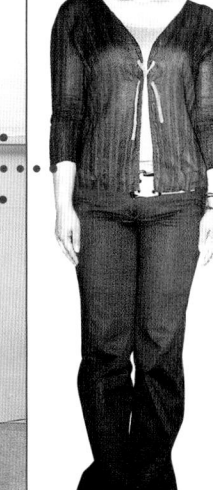

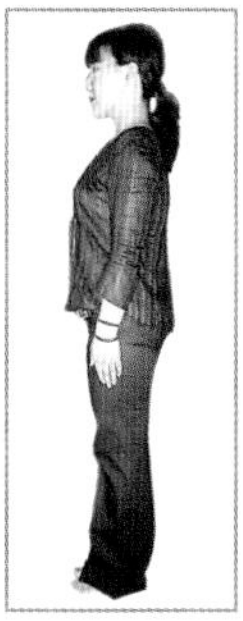

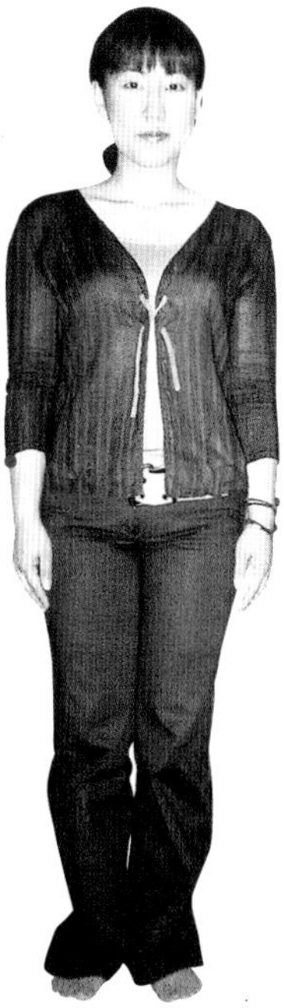

After

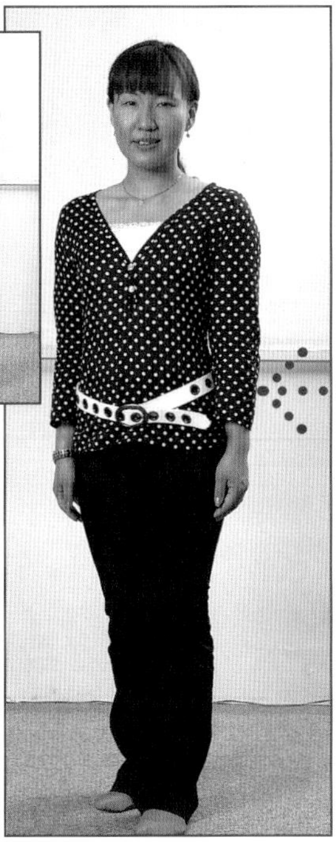

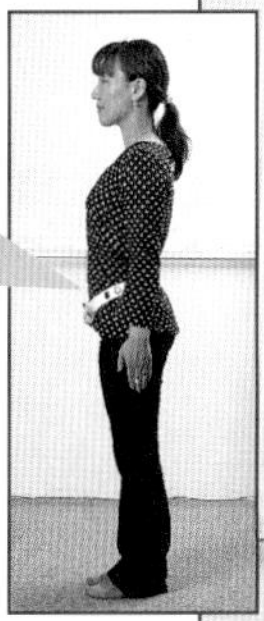

30歲	Before	After	
身高	156.5cm	156.5cm	±0cm
體重	53kg	51.5kg	－1.5kg
胸圍	93cm	92cm	－1cm
腰圍	61.2cm	60cm	－1.2cm
臀圍	90cm	87.8cm	－2.2cm
大腿	右50.2cm	49cm	－1.2cm
	左50.2cm	49cm	－1.2cm
小腿肚	右32cm	31cm	－1cm
	左32.1cm	31cm	－1.1cm

上班族●阪口芹小姐

瑜珈的優點在於不費力

2003年的5月底我參加瑜珈體驗課程。當天還有很多其他人，我只是見學而已，但因為想要早點加入，故當天就報名。

我最近缺乏運動，因此想到一定要讓自己提振精神。以前曾去過健身房，但健身課需要體力，因此即使不想去也不退費，所以經常強迫自己去上課。

而瑜珈的優點在於不費力，因而不會感到疲累。即使是未曾體驗，也能在中途加入，而且能按照自己的節奏來做。現在如果不去上瑜珈課，反而會覺得全身不對勁。

做瑜珈會流汗，因此在家時就在沐浴前做。通常做20～30分鐘，有時長有時短。在以往無所事事的時間，邊聽音樂邊做，就不會感到辛苦。

很難瘦下來的上臂也變細

30歲過後，雖然飲食生活未變，卻無緣無故胖了5公斤，去年的長褲已經穿不下了。可是開始做瑜珈後竟然瘦下來，之前穿不下的9號長褲也能穿，而且還很鬆。

尤其是很難瘦下來的上臂部分，現在袖子仍有餘裕。

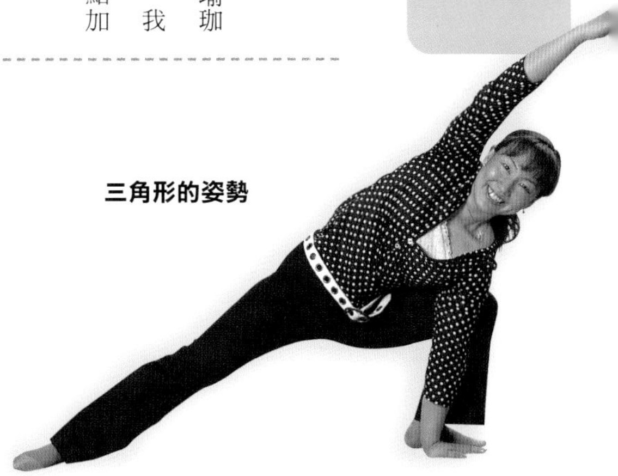

三角形的姿勢

腰圍小了1個尺寸！也變成「小臉」

上班族●飯塚幸子小姐

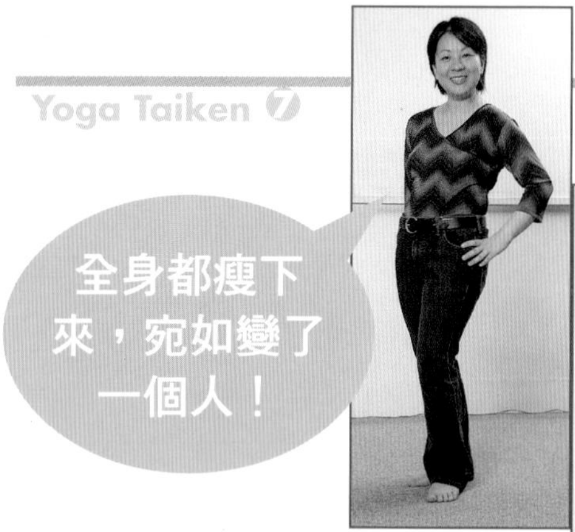
全身都瘦下
來，宛如變了
一個人！

After

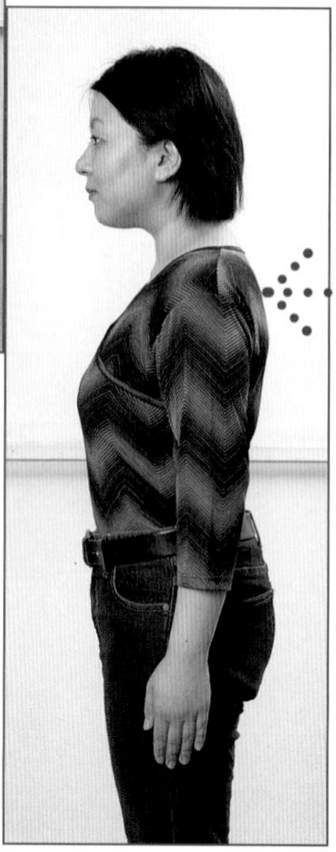

Before

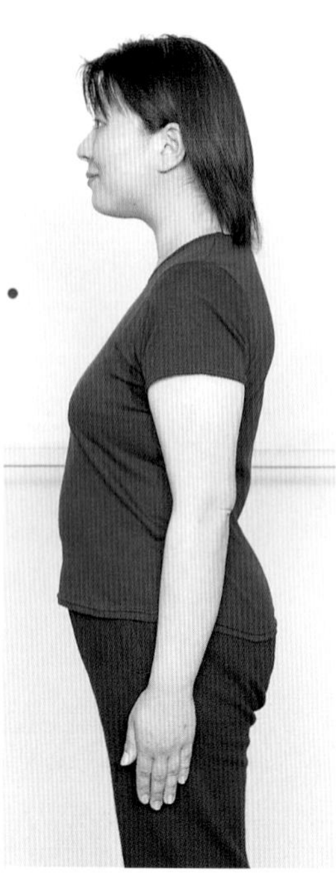

27歲	Before	After	
身高	156cm	156cm	±0cm
體重	60kg	57.2kg	−2.8kg
胸圍	93.2cm	91.4cm	−1.8cm
腰圍	70.3cm	68cm	−2.3cm
臀圍	93cm	91.2cm	−1.8cm
大腿	右56cm	54.2cm	−1.8cm
	左56cm	54.2cm	−1.8cm
小腿肚	右36cm	34.8cm	−1.2cm
	左36cm	34.8cm	−1.2cm

做瑜珈就能了解自己的身體狀況

我因為想做某種運動而開始學習瑜珈，但到目前為止我從未做過像樣的運動。但一想到激烈的運動可能很難長久持續下去，因而決定尋找一種連初學者也容易上手的運動

於是在雜誌上看到深堀老師的瑜珈教室，而在2002年3月參加體驗課程，接著開始上課，自此之後每週去上2次課。

自從做瑜珈後，就能了解自己的身體狀況。如果身體狀況不佳，在擺姿勢時平時能做的姿勢就做不到或感到疼痛。

此時就知道自己的身體狀況不佳，或是哪裡不舒服。

腰圍小了一個尺寸

以前夜晚就寢也未必能消除一天的疲勞，但自從做瑜珈後，第二天早晨起床時不再會想多睡一會兒或感到疲倦，睡醒時總是精神飽滿。

而且，實際體重也從60公斤減為57.2公斤，經常被人稱讚「妳瘦了」、「妳小了一號」。尤其臉似乎也變小，手感和以前完全不同。

腰圍也小了一個尺寸，從70.3公分減為68公分，現在穿以前的牛仔褲變得鬆垮垮的。

現在很期盼在買新衣時能買小一號。

秤的姿勢

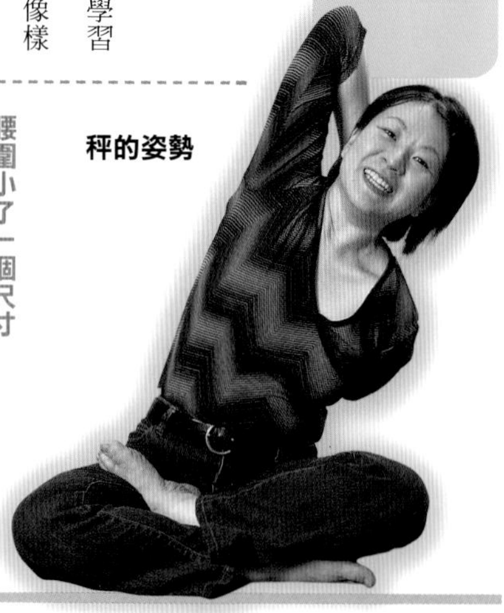

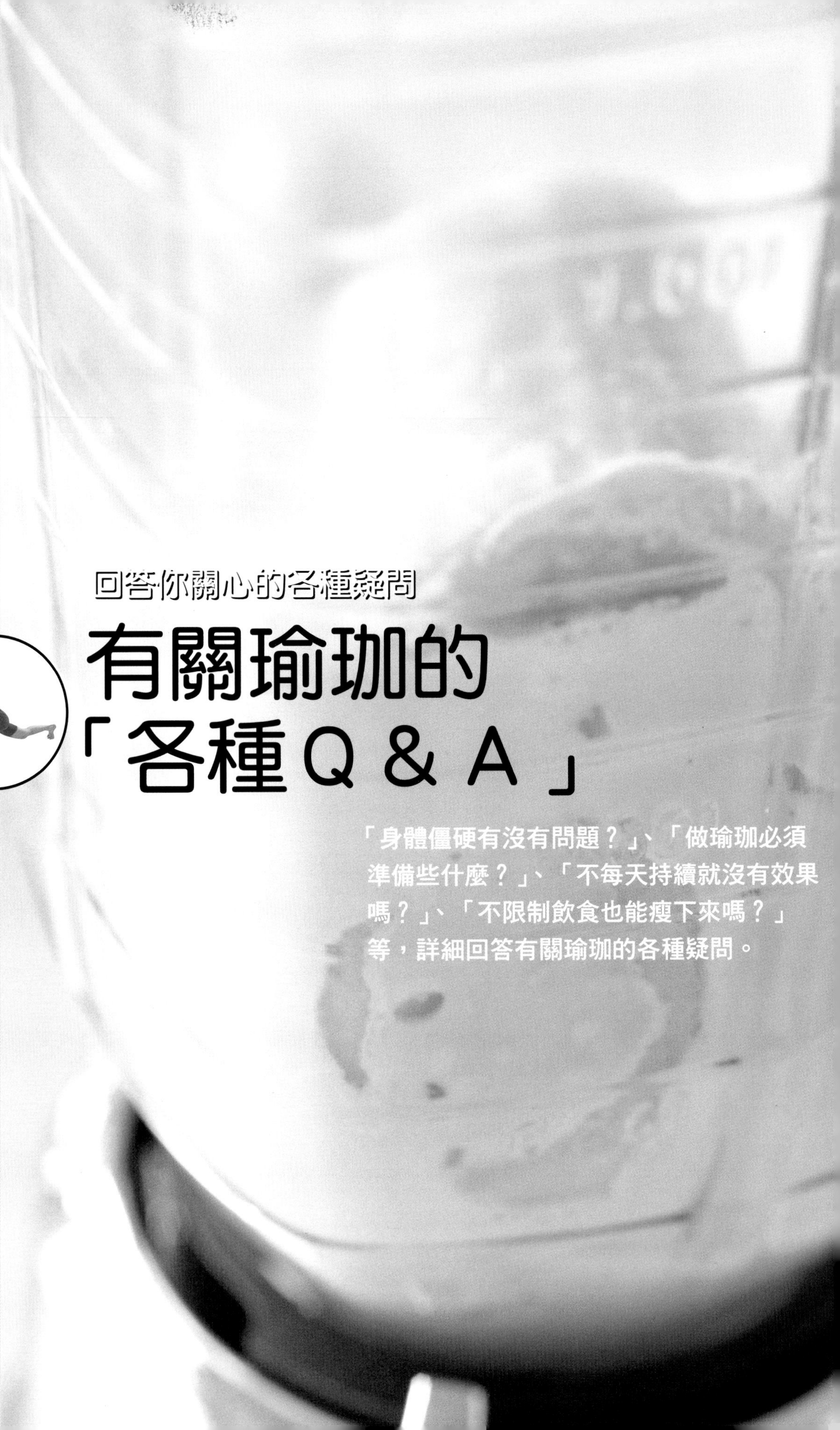

回答你關心的各種疑問

有關瑜珈的「各種Q＆A」

「身體僵硬有沒有問題？」、「做瑜珈必須準備些什麼？」、「不每天持續就沒有效果嗎？」、「不限制飲食也能瘦下來嗎？」等，詳細回答有關瑜珈的各種疑問。

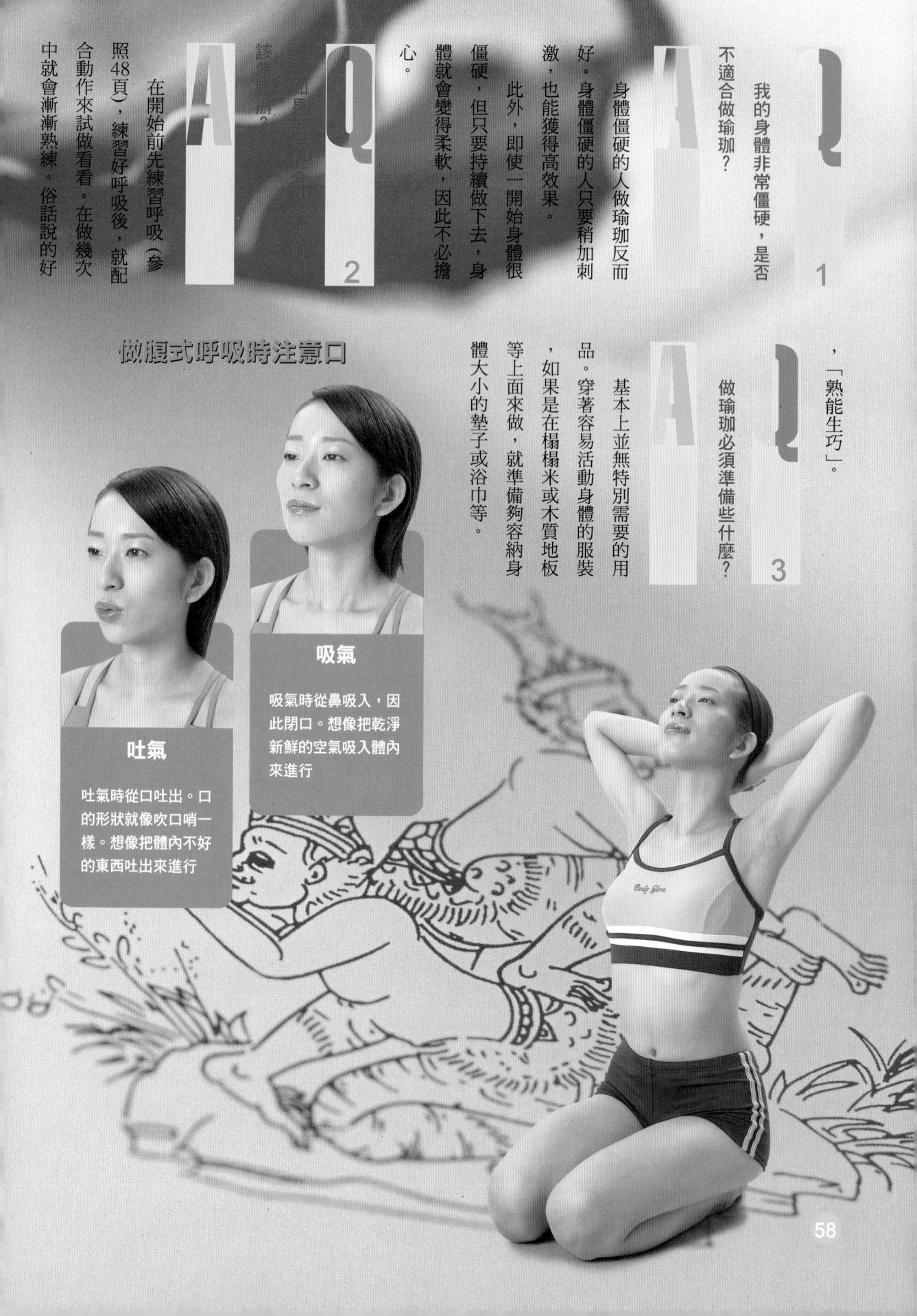

Q1 我的身體非常僵硬，是否不適合做瑜珈？

A 身體僵硬的人做瑜珈反而好。身體僵硬的人只要稍加刺激，也能獲得高效果。

此外，即使一開始身體很僵硬，但只要持續做下去，身體就會變得柔軟，因此不必擔心。

Q2 如果[illegible]該[illegible]辦？

A 在開始前先練習呼吸（參照48頁），練習好呼吸後，就配合動作來試做看看。在做幾次中就會漸漸熟練。俗話說的好，「熟能生巧」。

Q3 做瑜珈必須準備些什麼？

A 基本上並無特別需要的用品。穿著容易活動身體的服裝，如果是在榻榻米或木質地板等上面來做，就準備夠容納身體大小的墊子或浴巾等。

做腹式呼吸時注意口

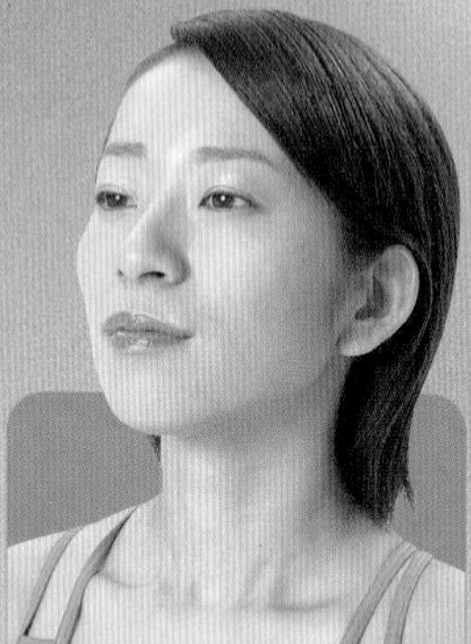

吸氣

吸氣時從鼻吸入，因此閉口。想像把乾淨新鮮的空氣吸入體內來進行

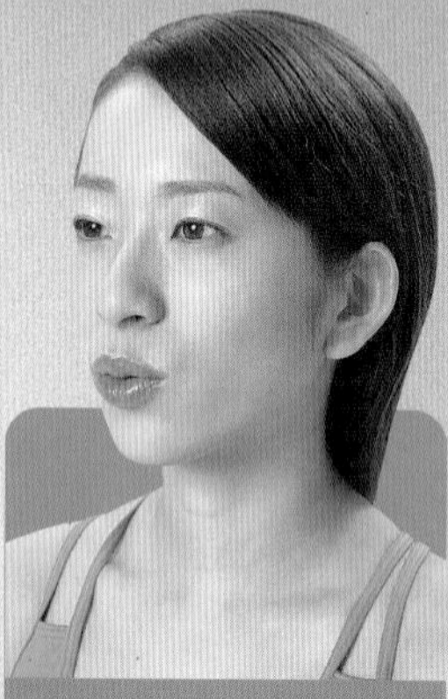

吐氣

吐氣時從口吐出。口的形狀就像吹口哨一樣。想像把體內不好的東西吐出來進行

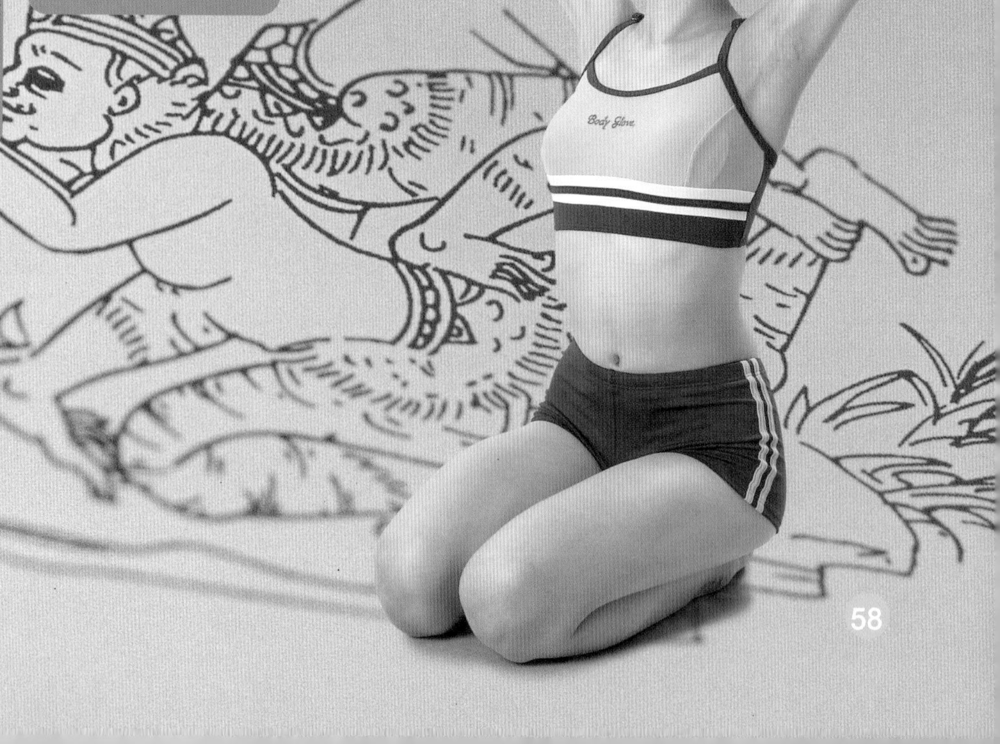

Q4 做瑜珈時要穿什麼服裝？

A 做瑜珈時穿容易活動身體的服裝來做。穿不束縛身體的服裝才不會妨礙血液或體液的流通。

具體來說，穿睡衣或運動服、緊身運動套裝（韻律服）均可。胸罩、束腹、手錶、飾品類均取下。

此外，赤腳來做瑜珈，因為足部是集中全身穴道的重要部位，和內臟有密切關係，因此刺激足部對身體有益。

Q5 在家做瑜珈時，什麼場所比較適合？

A 儘可能在鋪地毯的場所做較好。如果在木質地板或榻榻米上做，最好鋪上墊子或浴巾。因為在硬的地方做會痛，就無法充分伸展身體。

在墊被或床上（有床墊）做亦可，但太軟的床會使身體下沉，使姿勢的效果減半，因此請注意。

此外，在通風良好處做。不要開空調，否則自己身體具有的調節功能會變遲鈍。

牢記丹田的位置

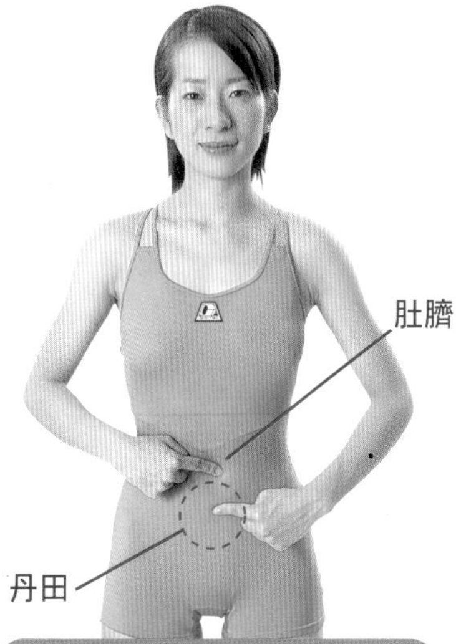

所謂丹田，就是位於肚臍下方3～4公分內部的穴道。瑜珈的腹式呼吸是意識把氣吸入丹田

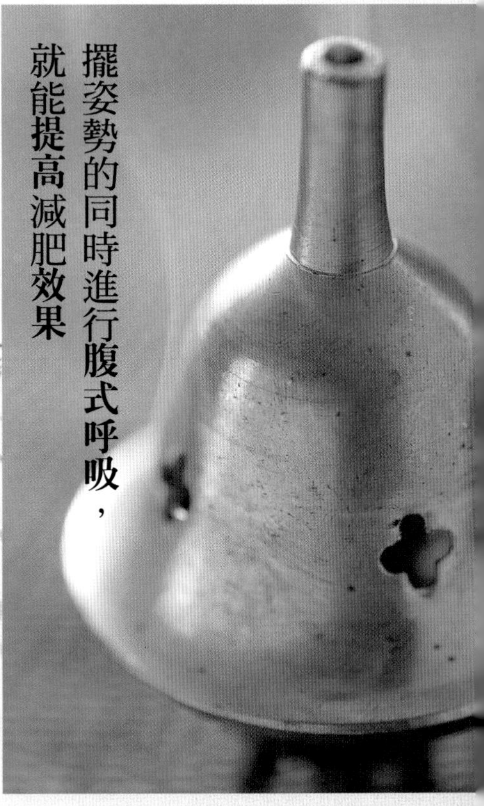

擺姿勢的同時進行腹式呼吸，就能提高減肥效果

Q6 一天中在什麼時候做、做多久才有效？

A 基本上只要是自己方便的時間都可以。但早晨是比較理想，因為早晨的空氣被喻為「金」，中午的空氣被喻「銀」，夜晚的空氣被喻為「銅」，可見早晨的空氣是一天中最有價值的。做的次數請參照各姿勢的頁所刊載的次數。

Q7 做多久期間才會出現效果？

A 效果因人而異。快的人僅

做1次，身體就會變輕而有「舒暢」的爽快感。至於豐胸或提臀的效果，在1～2週內就能見效。

Q 8 一天中做幾小時沒問題嗎?做的時間越久，效果越高嗎？

A 瑜珈並不能一次做很多儲存起來備用，因此並非一次做很多就更有效，反而一點一點持續做下去才有效。

Q 9 如果抽不出時間，無法每天做也沒關係嗎？

A 瑜珈的姿勢，1次的刺激，效果可持續約3天。因此即使無法每天做，每隔一天來做也沒關係，但抽不出時間的人，儘量至少每週做兩次。

Q 10 在生理期間或懷孕中能不能做瑜珈？

A 月經並非疾病，因此只要身體狀況好就可以做。因為能矯正身體的歪斜，故有減輕生理痛的效果。

此外，懷孕中可視孕婦的心情而定。但不要因對身體有益就勉強做。如果從懷孕前就有做瑜珈的習慣，就沒問題，但如果是懷孕後才開始做的人，一定要有專門的指導者才能做。此外，最好等進入穩定期後再來實施。

配合自己的身體或步調來實施很重要

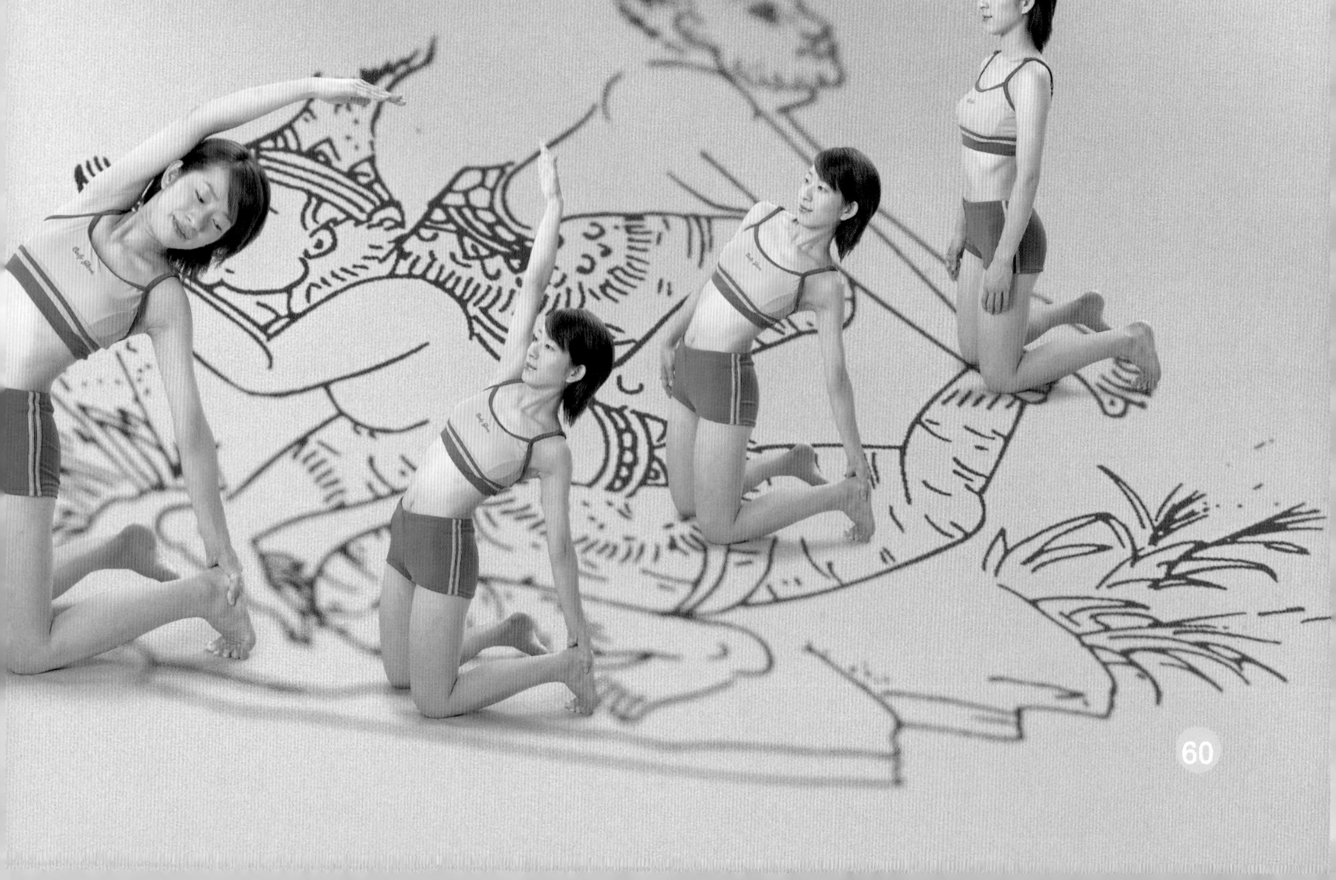

Q 11

瑜珈的跪坐姿勢為何不能重疊雙腳？

A

瑜珈在跪坐時如果採重疊腳拇趾的姿勢，承受的體重會不均等而導致骨盆歪斜。請參考左圖。

Q 12

何種情況下不能做瑜珈？

A

瑜珈最好是在本人的意志下，「想做就做」。

但必須避開下列的情況，①滿腹時（血液集中在胃部，因此自己希望血液循環的部位就不易流通），②飲酒後，③沐浴前後10～20分鐘。②與③的理由是因這個時段血液循環比較活潑，做瑜珈會更促進血液循環，而可能引起暈眩。

Q 13

擺姿勢時如果感到疼痛，應該馬上停止嗎？

A

瑜珈的基本就是不要勉強實施。

擺姿勢時如果感到疼痛或痛到不能呼吸，就不要勉強做下去。總之，瑜珈的基本是「舒服的刺激」。

Q 14

瑜珈似乎有減肥效果，因此即使不限制飲食也能瘦身嗎？

A

瑜珈有提高基礎代謝（把食物變成能量的能力），以及促進全身代謝（汰舊換新）的效

瑜珈採跪坐姿勢時，腳拇趾不要重疊

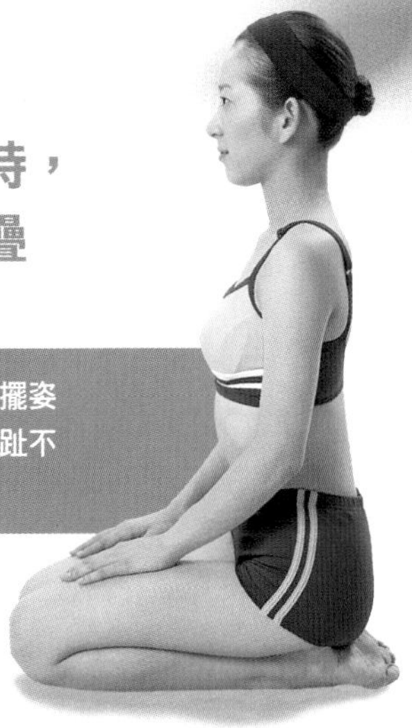

以跪坐的狀態來擺姿勢時，注意腳拇趾不要重疊

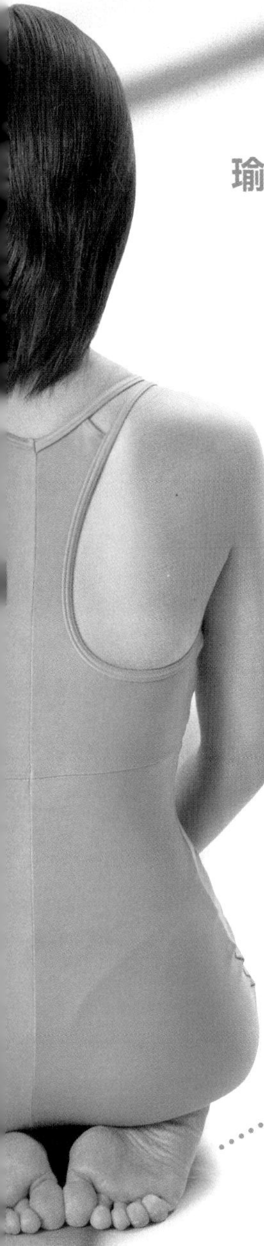

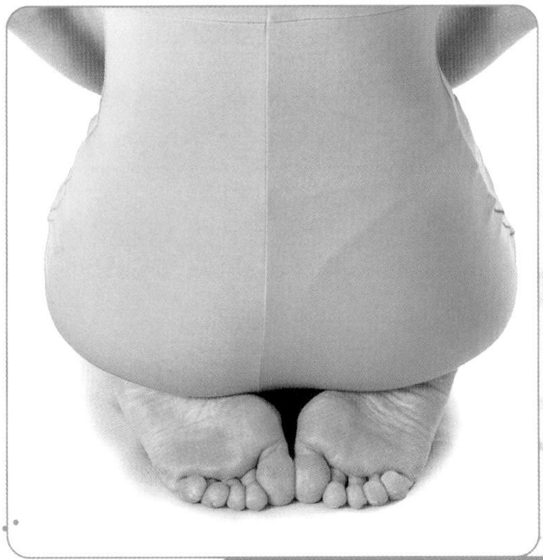

如果腳拇趾重疊坐下，承受的體重會不均等，而容易引起骨盆歪斜，請注意

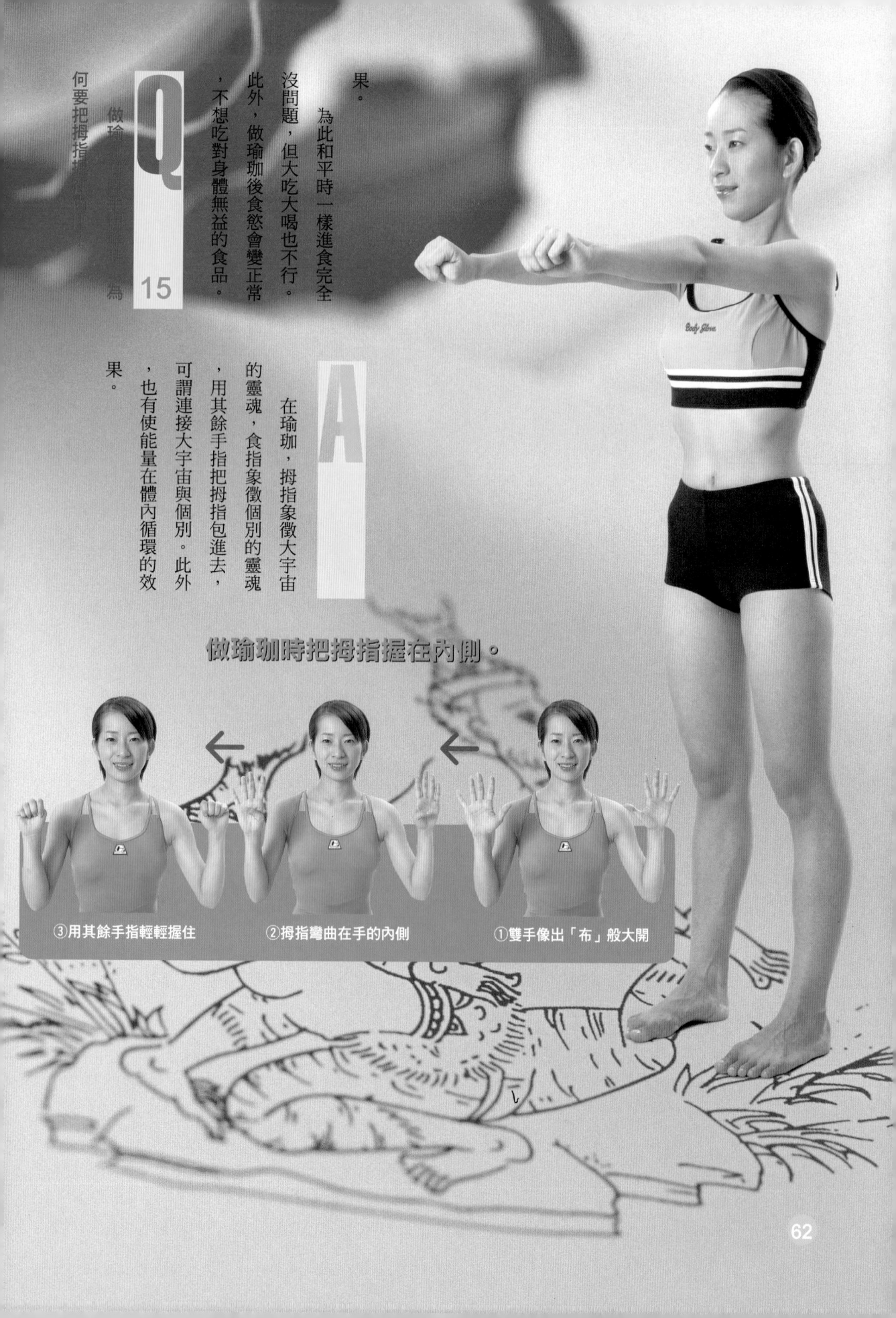

果。

為此和平時一樣進食完全沒問題，但大吃大喝也不行。此外，做瑜珈後食慾會變正常，不想吃對身體無益的食品。

Q 15

做瑜[illegible]為

何要把拇指[illegible]

A

在瑜珈，拇指象徵大宇宙的靈魂，食指象徵個別的靈魂，用其餘手指把拇指包進去，可謂連接大宇宙與個別。此外，也有使能量在體內循環的效果。

做瑜珈時把拇指握在內側。

①雙手像出「布」般大開

②拇指彎曲在手的內側

③用其餘手指輕輕握住

Q 16

不做基本瑜珈，僅做部位別瑜珈也有效嗎？

A

當然有效。可組合自己想要的部位別瑜珈，設計個人專屬的瑜珈。

Q 17

在西淨聖子小姐的體驗談(50頁)中所說的「倒立」「牛面」「魚」的姿勢，有何效果？

A

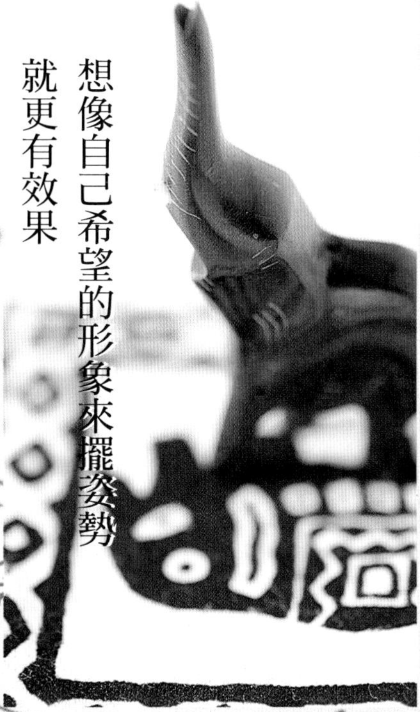

想像自己希望的形象來擺姿勢就更有效果

「倒立」能對體內約60兆個體細胞瞬間給予刺激，因此被喻為「姿勢之王」。而「牛面」是在背後牽手的姿勢，因此特別推薦肩膀僵硬痠痛的人實施。「魚」的姿勢能改善流向頭部的血流，消除頭腦的疲勞，對失眠症有效（參照左圖）。

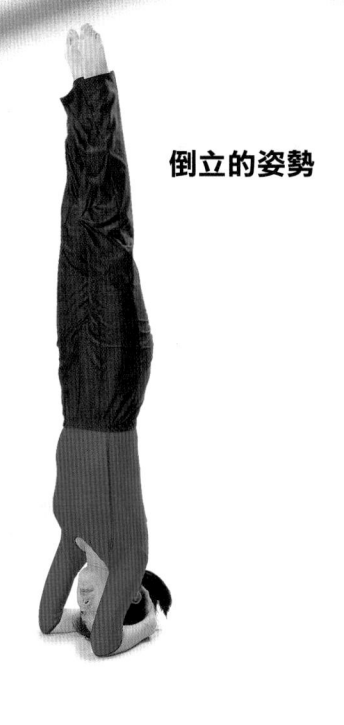

倒立的姿勢

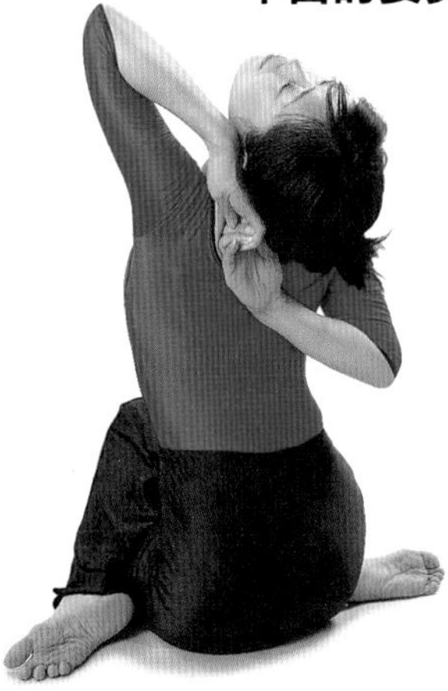
牛面的姿勢

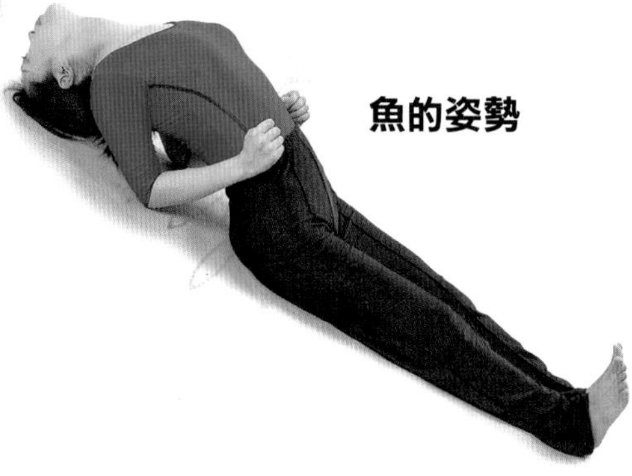
魚的姿勢

Q 18

做瑜珈除有減肥效果之外，還有其他效果嗎？

A

除減肥效果之外，還有多種效果。能使內臟功能活性化，促進血液或體液的流通，因此能改善慢性病，而且還能消除浮腫，緊縮下巴線條、變成小臉。

此外，也能使精神穩定，防止焦慮。

Diet breathing Yoga

減肥呼吸瑜珈

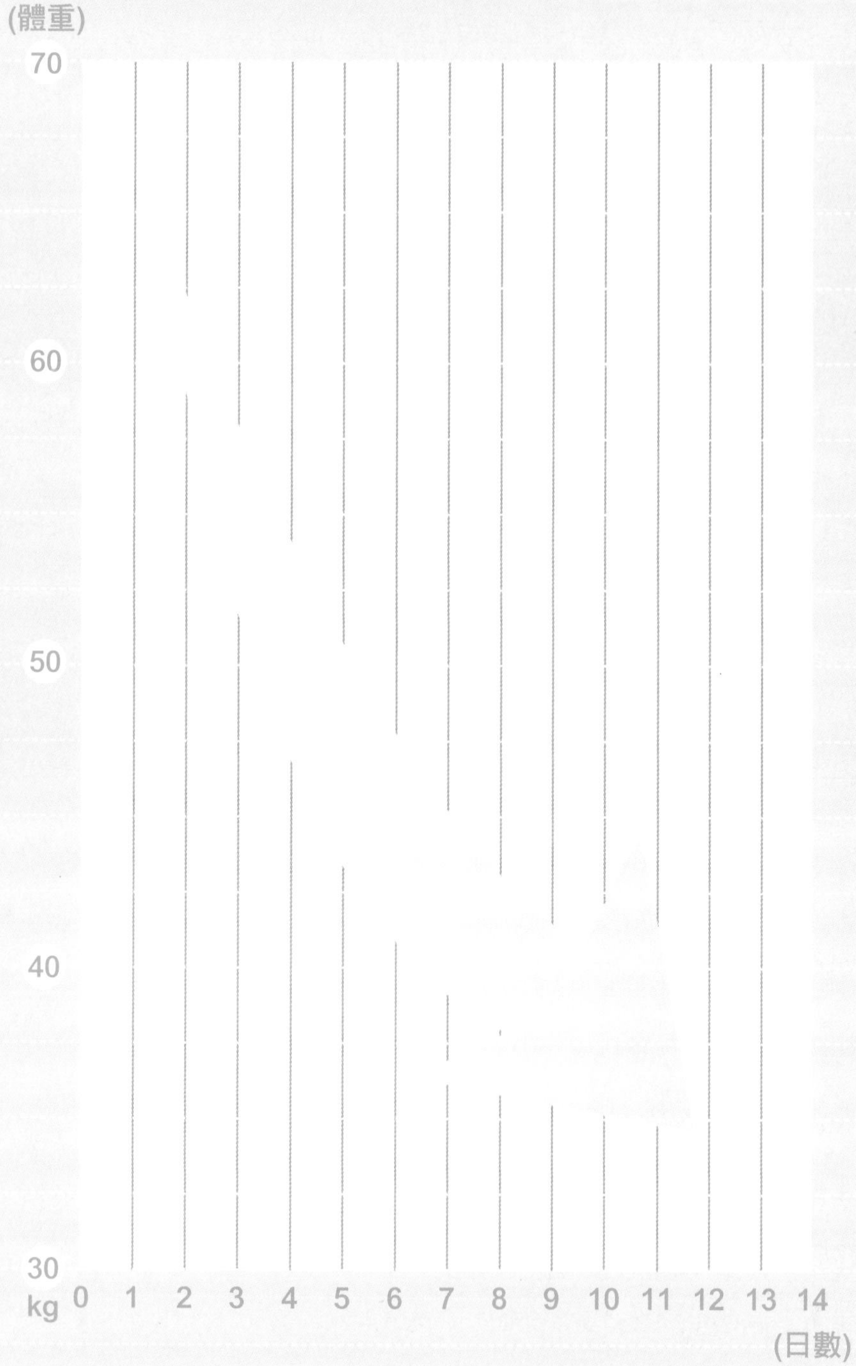